子午流注

创新与应用

苏绪林　谢雨君 ◎ 著

全国百佳图书出版单位
中国中医药出版社
·北京·

图书在版编目（CIP）数据

子午流注创新与应用 / 苏绪林 , 谢雨君著 . -- 北京：
中国中医药出版社 , 2024.5
ISBN 978-7-5132-8738-8

Ⅰ . ①子… Ⅱ . ①苏… ②谢… Ⅲ . ①子午流注
Ⅳ . ① R224.3

中国国家版本馆 CIP 数据核字 (2024) 第 076668 号

中国中医药出版社出版

北京经济技术开发区科创十三街 31 号院二区 8 号楼
邮政编码　100176
传真　010-64405721
三河市同力彩印有限公司印刷
各地新华书店经销

开本 710×1000　1/16　印张 12.25　字数 213 千字
2024 年 5 月第 1 版　2024 年 5 月第 1 次印刷
书号　ISBN 978 - 7 - 5132 - 8738 - 8

定价　56.00 元
网址　www.cptcm.com

服 务 热 线　010-64405510
购 书 热 线　010-89535836
维 权 打 假　010-64405753

微信服务号　**zgzyycbs**
微商城网址　**https：//kdt.im/LIdUGr**
官 方 微 博　**http：//e.weibo.com/cptcm**
天猫旗舰店网址　**https：//zgzyycbs.tmall.com**

如有印装质量问题请与本社出版部联系（010-64405510）

天地万物，生生息息。人之生命，生、长、壮、老、已。这些自然法则的背后，始终有一条主线贯穿始终，那就是时间。人总是生活在一定的时间和空间里，空间可以相对不变，但时间却永不停息。春、夏、秋、冬季节的交替，月之弦动，日之昼夜更替，对人都产生着相应的影响，这是中医天人相应和整体观念的体现。古代医家将这些规律应用于预防保健和疾病诊治，中医时间医学应运而生。

子午流注针法是中医时间医学的重要组成部分，是一种重要的针灸治疗方法，有着悠久的历史、丰富的文化内涵、可信的临床效果。因其义理深奥，涉及阴阳五行、天干地支、经络腧穴、脏腑理论、辨证论治等内容，加之子午流注流派较多，各种开穴方法有所差异，故学习起来比较困难，这严重影响了子午流注的学术传承和推广应用。

为了解决这一矛盾，笔者开展了多方面研究和探索。早在1998年，笔者在成都中医药大学学习期间听了胡玲香教授关于子午流注的讲座，遂对子午流注针法着了迷，逐渐开始整理归纳开穴方法，于1999年用VFP数据语言编写了单机版的"杏林花果–Ⅰ号"子午流注取穴软件，实现了人机对话。参加工作后，笔者仍坚持学习子午流注。2008年，笔者攻读湖南中医药大学硕士学位，将子午流注作为研究课题。此后，笔者对子午流注的学术流源、取穴流派、时间标准、推算方法，以及与针灸时间禁忌和五运六气等理论进行了研究，在《中国针灸》等核心期刊发表了多篇论文，其中《阐明广纳甲法与徐凤纳甲法辨析》获评"中国精品科技期刊顶尖论文"（F5000）。

与此同时，笔者着力于研制子午流注开穴软件和器具。从2009年起开发"子午流注网上取穴系统"，建立了专门的网站，取得计算机软件著作权证书，获得重庆市万州区科技进步奖二等奖和重庆市中医药科技成果奖三等奖。2013年，在学校建设"三峡中医药文化馆"之际，笔者研制了"子午流注取穴转盘"（黄铜和木质结构），获得了实用新型专利和外观设计专利；2016年研制了"子午流注竹简"；2017年研制了"子午流注日晷仪"；2019年研制了"子午流注手机取穴"App；2022年应用计算机编程设计了2021～2032年逐日逐时开穴表。

二十年磨一剑，笔者将多年的研究集结于斯。书中既介绍了子午流注纳甲法、纳子法、灵龟八法、飞腾八法等学术源流、开穴方法和应用方法，又融入笔者的研究成果，还为读者提供了开穴速查法、速查表和相关腧穴图示帮助。初学者可先学会使用，基础较好者可以研读推算原理，还可以探讨子午流注的创新与临床实践。

借本书付梓之际，特别感谢成都中医药大学胡玲香教授、湖南中医药大学彭楚湘教授的教育之恩，感谢学校领导和同事的支持，感谢明荷老师组织学生制作的腧穴图片，感谢李勇华教授主持的重庆市中医药重点学科——中医基础理论研究平台的支持，感谢家人的无私帮助。

由于水平有限，书中难免有错漏之处，恳请读者提出宝贵意见，以期日后再版完善。

苏绪林　谢小君

2023年9月于万州区壹贰阁

目录

第 一 章 纳甲法与纳子法

　　子午流注针法是一种按照人体经脉气血流注的时间规律，按时或择时取穴防治疾病的方法。它是中医时间医学的重要组成部分，是一种重要的针灸治疗方法，有着悠久的历史、丰富的文化内涵、可信的临床效果。它包括纳甲法和纳子法，纳甲法分为徐凤纳甲法、阎明广纳甲法，纳子法分为本经纳子法、他经纳子法、一日六十六穴法。本章将从基本概念、基本要素、推算方法、临床应用等方面进行介绍。

一、基本概念

（一）子午流注

子午流注是子午流法针法的理论依据，它是从时间角度认识人体生命现象，即十二经脉气血流注盛衰规律的一种学说。"子午"代表时间，子为十二时辰中夜半，午为日中。"子午"是阴阳转化的起始和界限，子为由阴转阳之时，午为由阳转阴之时。"子午"是昼夜阴阳消长的枢纽，概括了阴阳的变化和时间的推移。"流注"是将人体气血循环比作自然界之水的流动转注，用以阐明十二经脉气血的流注过程，流往者为阖，注住者为开。"子午"与"流注"合称，用以说明人体十二经脉气血应时而动，周流不息，有规律可循。"子午流注"一词最早见于《子午流注针经》，但未做阐释。《针灸大全·论子午流注之法》释曰："夫子午流注者，刚柔相配，阴阳相合，气血循环，时穴开阖也。何以子午言之？曰：子时一刻，乃一阳之生，至午时一刻，乃一阴之生。故以子午分之，而得乎中也。流者，往也。注者，住也。"

子午流注针法依据子午流注原理进行取穴针刺以防治疾病，其选穴为分布在十二经脉肘膝关节以下的五输穴和原穴。临床应用时，一是根据诊治时辰，取当时气血流注开阖所在之穴进行治疗，称为"按时取穴"；二是根据病证进行脏腑辨证，选择该脏腑经脉气血流注时日进行治疗，称为"择时取穴"。

（二）纳甲法

纳甲法根据人体气血运行的十日节律，按照人体经脉气血在十天内的流注开阖特点进行取穴治疗。"纳甲"的名称，取"万物剖符甲而出"、人体经脉气血始发之意。因其采取天干演变规律取穴，故又称为纳干法。纳甲法分为徐凤纳甲法和阎明广纳甲法，两者既有区别又有联系。

徐凤纳甲法首载于《针灸大全》。徐凤为明代著名针灸医家，约于

1439 年编撰成《针灸大全》。《针灸大全》又名《针灸捷要》《针灸捷法大全》，全书共分为 6 卷，内容简明扼要，尤其对针刺手法和子午流注的论述极精当。书中的"论子午流注之法""子午流注逐日按时定穴诀"，对子午流注纳甲法有较全面的论述。因歌诀易于传诵，且被《针灸大成》（明代杨继洲编著，1601 年）、《针灸逢源》（清代李学川编著，1822 年）等书收录，故今言子午流注纳甲法，多指徐凤纳甲法。

阎明广纳甲法由阎明广系统整理而成。金代阎明广于 1153 年编著的《子午流注针经》，是现存最早的子午流注专著。此书原作"何若愚编著，阎明广注"，现经考证全书实为阎明广编著，只是书中之"流注指微针赋"为阎氏收录的何氏著作。《子午流注针经》分上、中、下三卷，上卷有何若愚的"流注指微针赋"、阎明广的注文和经脉循行图，中卷有子午流注选用的五输穴与五行配合及与时辰的关系等，下卷介绍了贾氏子午流注纳甲法流注选穴的具体情况。阎明广纳甲法之源，在于贾氏井荥六十首。对贾氏之考证，至今尚无进展。

阎明广纳甲法注重整体流注的连贯性，不存在流注缺口，能体现十二经脉气血流注循环无端的特点，较徐凤纳甲法具有更大的实用价值。另外在三焦经、心包经的问题上，阎明广将其作为高于其他十经的相对独立部分，而徐凤之法将三焦寄壬、心包寄癸，在膀胱经和肾经返本还原时要加开阳池、神门两穴，比较烦琐。

（三）纳子法

纳子法是根据人体气血运行的昼夜节律，按照人体经脉气血在昼夜十二时辰的流注开阖情况进行取穴治疗的一种方法。"纳子"之谓，取"万物孳萌"、人体经脉气血萌动之意。因其采用十二地支进行取穴推演，故又称为纳支法。因其取穴以"补母泻子"为基本原则，故又称"补泻法"或"补母泻子法"。纳子法发展至今形成了本经纳子法和他经纳子法，或称为本经补母泻子法和他经补母泻子法。另外，窦汉卿在《标幽赋》中提出了"一日取六十六穴之法，方见幽微"，也属纳子法范围。

古之子午流注针法并无纳子法、纳甲法之说。明代刘纯所著的《医经小学》（1388 年）中提出"十二经纳甲"之说。至民国时期（1936 年），南通徐卓（立孙）在其著作《子午流注》中始称"子午流注纳甲法"，书中言："子午流注分十二经纳甲及纳子二法，纳甲主日，纳子主时。狭义子午流注专就纳甲而论，广义子午流注则兼纳子而言。"至此，广义的子午流注才包括了纳子法和纳甲法。

二、基本要素

（一）天干地支

天干有 10 个：甲、乙、丙、丁、戊、己、庚、辛、壬、癸。

地支有 12 个：子、丑、寅、卯、辰、巳、午、未、申、酉、戌、亥。

把天干和地支依次从第一个开始各取一个，两两相配，依次为"甲子""乙丑"等，在取到"癸亥"时，若再取则又为"甲子"，故不再重复。这样，从"甲子"到"癸亥"，天干轮了 5 次，地支轮了 6 次，共有 60 对，称为"六十甲子"。六十甲子用来作为纪年、纪月、纪日的代号，循环使用，从不间断，叫作"干支纪法"。它是我国古代历法中的一项重大发明和创造。

干支纪年法从东汉建武三十年（54 年）开始，公元元年是辛酉年。用干支纪年是用农历，所以若用公元年数套用农历干支纪年时要注意，农历每年年尾的日期在公历里都是跨年的，即公历的 1 月和 2 月的某些日期属于上一农历年的范围。例如 2015 年，相应于农历是乙未年，但 2015 年 2 月 18 日以前仍属于农历甲午年的范围，即农历乙未年是从 2015 年 2 月 19 日（春节）开始的。

干支纪月法在《史记·律书》中有详细记载，由于农历有 12 个月，地支有 12 个，所以各月的纪月地支是固定的。这种以十二地支固定分配年内各月，叫作"建"，如建子、建丑等。将各月的地支，再配上天干，就构成了干支纪月法。在不同的朝代，年的开始月份对应的地支也不同，有以建寅为正月的，有以建子为正月的，有以建亥为正月的。现今以建寅为正月，是从西汉《太初历》开始的。查干支表，带"寅"的干支只有五个，即丙寅、戊寅、庚寅、壬寅、甲寅。如甲子年正月为丙寅，二月为丁卯……十二月为丁丑；接着是乙丑年正月为戊寅，丙寅年正月为庚寅，丁卯年正月为壬寅，戊辰年正月为甲寅；再继续下去，己巳年正月又是丙寅，二月为丁卯……。所以干支纪月法的循环周期为5年。

干支纪日法在殷代就已经使用了，其顺序到现在有无间断或错乱，尚需考证。但从春秋鲁隐公三年（前722年）二月己巳日起，一直延续至今，中间从未间断和错乱过，已经有2700多年的历史，这是世界上最长的纪日法。现今纪日干支仍在使用着，如确定三伏和梅季的起讫日期，就是由纪日干支推算的。

干支纪时法，其一是指用地支记述一昼夜之间的时间段。将一昼夜划分为12个时段（从汉开始）：最初不以地支命名，而是用周代以来的十二时段划分法：夜半、鸡鸣、平旦、日出、食时、隅中、日中、日昳、晡时、日入、黄昏、人定。公元前104年，汉武帝颁行《太初历》之后，渐以十二地支的名称取代上述名称。十二地支纪时（十二辰纪时）和天象纪时及24时的对应关系见表1-1。

表1-1　地支与时间、天象对应关系

24时	23～1	1～3	3～5	5～7	7～9	9～11	11～13	13～15	15～17	17～19	19～21	21～23
地支	子	丑	寅	卯	辰	巳	午	未	申	酉	戌	亥
天象	夜半	鸡鸣	平旦	日出	食时	隅中	日中	日昳	晡时	日入	黄昏	人定

干支纪时法，其二是指用干支组合的60组名称循环记述一昼夜的时间段。天干支纪时的循环周期为5天。从甲子日起，这一天干支时段的次序是甲子、乙丑……则次日乙丑日干支纪时应是丙子、丁丑……第5日干支纪时至癸亥终。

（二）时间标准

采用什么样的时间标准，直接关系到时辰干支的推算，关系到开穴的结果，这是子午流注针法的关键。当前，用得较多的是平太阳时和真太阳时。平太阳时也称为地方标准时间，每15°经度为1个时区，全球分为24个时区，我国采用的北京时间是指东经120°位置的东八区平太阳时。通常所谓的"日"和"时"，就是平太阳日和平太阳时的简称，它是一个均匀的时间系统。真太阳时是以太阳实际位置作为参考的时间系统。太阳视圆面中心连续两次上中天的时间间隔称为一真太阳日。由于地球绕日运行是个椭圆形轨道（黄赤道），距太阳近时真太阳日就短，距太阳远时真太阳日就长，所以它不是均匀的时间系统。真太阳日、时、分、秒换算用的是六十进制。

今天，我国人们习惯于使用北京时间来统一计时，用以指导生产和生活。但在子午流注针法产生的时代，人们还没有北京时间概念。据考证，宋金元时期主要采用的是真太阳时，所以，子午流注针法的时间标准应为真太阳时。在推算子午流注取穴时辰时，需要将北京时间换算为真太阳时。实际上，现在用手机或计算机可方便地获取当地经度、真太阳时等信息。

（三）五输穴五行属性及原穴

按井、荥、输、经、合的顺序，阴经的五输穴五行属性依次为木、火、土、金、水，阳经的五输穴五行属性依次为金、水、木、火、土，各穴五行属性见表1-2、表1-3。阴经的原穴与输穴相同，阳经另有原穴。

表1-2　六阴经五输穴五行属性

六阴经	井（木）	荥（火）	输（土）	经（金）	合（水）	原穴
肺（金）	少商	鱼际	太渊	经渠	尺泽	太渊
肾（水）	涌泉	然谷	太溪	复溜	阴谷	太溪
肝（木）	大敦	行间	太冲	中封	曲泉	太冲
心（火）	少冲	少府	神门	灵道	少海	神门
脾（土）	隐白	大都	太白	商丘	阴陵泉	太白
心包（相火）	中冲	劳宫	大陵	间使	曲泽	大陵

表 1-3　六阳经五输穴五行属性

六阳经	井（金）	荥（水）	输（木）	经（火）	合（土）	原穴
大肠（金）	商阳	二间	三间	阳溪	曲池	合谷
膀胱（水）	至阴	通谷	束骨	昆仑	委中	京骨
胆（木）	足窍阴	侠溪	足临泣	阳辅	阳陵泉	丘墟
小肠（火）	少泽	前谷	后溪	阳谷	小海	腕骨
胃（土）	厉兑	内庭	陷谷	解溪	足三里	冲阳
三焦（相火）	关冲	液门	中渚	支沟	天井	阳池

（四）干支配属

1. 干支配阴阳

天干和地支有阴阳之分，按"甲、乙……癸"和"子、丑……亥"的顺序，其序数依次为1、2……12，其中1、3、5、7、9、11为奇数属阳，2、4、6、8、10、12为偶数属阴。如天干"甲"序数为1属阳，天干"己"序数为6属阴；地支"寅"序数为3属阳，地支"亥"序数为12属阴。

2. 天干配脏腑经脉

天干配脏腑经脉，又称"十二经纳天干法"，主要根据脏腑经脉表里相配。明代医家刘纯编有歌诀帮助记忆：

甲胆乙肝丙小肠，丁心戊胃己脾乡；

庚属大肠辛属肺，壬系膀胱癸肾脏；

三焦亦向壬中寄，包络同归入癸方。

3. 地支配脏腑经脉

该法将十二时地支代表的十二时辰与脏腑经脉气血流注相配，反映人体脏腑经脉气血流注的昼夜时间规律。其具体配属为每日的寅、卯、辰、巳、午、未、申、酉、戌、亥、子、丑时，气血依次流注于肺、大肠、胃、脾、心、小肠、膀胱、肾、心包、三焦、胆、肝经，周而复始，流注不止。古人也有歌诀帮助记忆：

肺寅大卯胃辰宫，脾巳心午小未中。

申膀酉肾心包戌，亥焦子胆丑肝通。

三、日干支和时干支推算

（一）日干支推算

子午流注针法只需知道日、时干支就可推算取穴。实际上，现在用历书、手机或计算机的万年历程序等，均可方便地查询日干支。

为了便于大家深入学习其计算方法，下面列出两种日干支的算法，以供参考。

日干支一般用公历来算，主要是因为公历的大、小月有规律，容易计算日数。因本部分涉及计算较多，为便于表述，用 [ ] 表示取整数（不四舍五入），如 23÷12 的商取整数，表示为 [23/12]=1；用 mod 表示取余数，如 2015÷12 的余数表示为 2015mod12=11。

方法一　葛民勤公式法

葛民勤介绍了用一个公式计算日干支的方法，需事先设定下列参数。

C= 年数前两位（世纪数 –1）

Y= 年数后两位（计算 1 月、2 月时取 Y–1）

M= 月数（1 月、2 月分别取为 13、14）

D= 日期数

I=0 或 6（奇数月取 0，偶数月取 6）

日天干序数 =（4C+[C/4]+5Y+[Y/4]+[3（M+1）/5]+D–3）mod10

日地支序数 =（8C+[C/4]+5Y+[Y/4]+[3（M+1）/5]+D+7+I）mod12

此法只用一个公式即可算出，算法较简便。

如计算 2015 年 12 月 15 日的日干支。由上述公式知：C=20，Y=15，M=12，D=15，I=6。

$$日天干序数 =（4C+[C/4]+5Y+[Y/4]+[3（M+1）/5]+D–3）mod10$$
$$=（4×20+[20/4]+5×15+[15/4]+[3×（12+1）/5]+15–3）mod10$$
$$=（80+5+75+3+7+15–3）mod10$$
$$=182mod10$$
$$=2$$

即算出日天干为第二个天干，按"甲、乙、丙、丁、戊、己、庚、辛、壬、癸"顺序，第二个是"乙"。

日地支序数 ＝（8C+[C/4]+5Y+[Y/4]+[3（M+1）/5]+D+7+I）mod12

＝（8×20+[20/4]+5×15+[15/4]+[3×（12+1）/5]+15+7+6）mod12

＝（160+5+75+3+7+15+7+6）mod12

＝278mod12

＝2

即算出日地支为第二个地支，按"子、丑、寅、卯、辰、巳、午、未、申、酉、戌、亥"顺序，第二个即"丑"。

故 2015 年 12 月 15 日的日干支为"乙丑"。

方法二　用元旦干支推算法

此法为先查出或算出元旦日干支，再算出所求日距当年元旦的天数，利用天干和地支的循环规律来求。因为日干支每 60 天循环一次，公历平年有 365 天，闰年有 366 天，故如果知道了某一年的元旦干支就可以推导出下一年元旦的干支：平年干支数加 5，闰年干支数加 6。

笔者已算出 1901～2100 年的元旦干支数及闰年情况（具体见表5-2）。

推算日干支公式：

日天干序数 ＝（元旦天干序数 + 当日距元旦天数 −1）mod10

日地支序数 ＝（元旦地支序数 + 当日距元旦天数 −1）mod12

如求 2015 年 12 月 15 日的日干支。查表5-2知 2015 年元旦干支数为 14，12 月 15 日距元旦的天数 =1 月至 11 月各月天数（注意若是闰年 2 月的天数为 28 天）+15−1（除去元旦当天）=31+28+31+30+31+30+31+31+30+31+30+15−1=348，则：

日天干序数 ＝（14+348）mod10=2，即当日天干为"乙"

日地支序数 ＝（14+348）mod12=2，即当日地支为"丑"

故 2015 年 12 月 15 日的干支为"乙丑"。

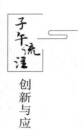

（二）时干支推算

1. 推算真太阳时

用北京时换算真太阳公式：

当地真太阳时 = 当地平太阳时 + 修正值

= 北京时 + 当地平太阳时与北京时之差 + 修正值

当地平太阳时与北京时之差 =4 分钟 ×（地方经度 — 120）（适用于中国）

因各个地方经度是个常数，故从公式可知各个地方的平太阳时差是个常数。如重庆市区的经度为东经 106.54°，重庆市区平太阳时与北京时间之差 =4 分钟 ×（106.54 — 120）=-54，即重庆市区平太阳时比北京时间慢 54 分钟。

修正值是指当地真太阳时与平太阳时之差。

修正值 =9.5 分钟 ×Sin2L–7.7 分钟 ×Sin（L+78°）

其中 L=280°+0.9856°×（计算日距当年 1 月 1 日的天数）

从公式看出，修正值仅与日期有关系，即对于一年中的某一个日期，这个修正值是个常数。如每年 7 月 27 日，修正值均为"–6 分钟"，即当地真太阳比当地平太时慢 6 分钟。

各日期修正值（当地平太阳时与真太阳之差值）见表 5–4。

如计算重庆市万州区 2015 年 12 月 15 日 9 时 20 分的真太阳时。

查表 5–4，12 月 15 日真太阳时修正值 =4.8 分钟；查知万州区的经度 108.35°，万州区平太阳时与北京时区时差值为 4 分钟 ×（108.35 — 120），即 –46.6 分钟；故万州区真太阳时 =9 时 20 分钟 +（–46.6 分钟）+4.8 分钟 =8 时 38 分钟。可见，如果直接用北京时间的 9 时 20 分对应时辰为巳时，而真太阳时 8 时 38 分钟对应时辰为辰时。

2. 推算时干支

时天干和时地支需分别推算。

时地支需用真太阳时推算，每 2 小时为 1 个时辰。每天的时地支顺序是固定不变的，具体可参见表 5–5。如真太阳时的 23：00～1：00 为子时，11：00～13：00 为午时。

时天干需根据日干支数进行推算，算法是先推算出各日子时的天干，然后根据循环规律算出对应时辰的天干。各日子时的规律如下：

日天干为甲和己，则子时的天干为甲；

日天干为乙和庚，则子时的天干为丙；

日天干为丙和辛，则子时的天干为戊；

日天干为丁和壬，则子时的天干为庚；

日天干为戊和癸，则子时的天干为壬。

也可用公式计算：

时天干数 = ［（日天干数 –1）×2+ 时地支数］mod10

如在万州区的 2015 年 12 月 15 日 9 时 20 分，此时的真太阳时为 8 时 38 分，为辰时，按子、丑、寅、卯、辰、巳、午、未、申、酉、戌、亥顺序，时辰地支数为 5，前面已经算出日天干为乙，即日天干序数为 2，则：

此时辰天干数 = ［（2–1）×2+5）］mod10=7，即时天干数为"庚"。故时辰干支为"庚辰"。

四、纳甲法

（一）徐凤纳甲法

1. 取穴原理

根据取穴原理，可整理出徐凤纳甲法取穴表，便于快速查询，具体见表 1–4，简化整理见表 5–6。

表1–4　徐凤纳甲法逐日取穴表

日天干	时间范围	时干支	值日经脉	开穴	合日互用补穴
甲	23～1	甲子	肾	—	阳辅
	1～3	乙丑	肾	行间	—
	3～5	丙寅	肾	—	小海
	5～7	丁卯	肾	神门、大陵、太溪	—
	7～9	戊辰	肾	—	支沟
	9～11	己巳	肾	商丘	隐白
	11～13	庚午	肾	—	—
	13～15	辛未	肾	尺泽	鱼际
	15～17	壬申	肾	—	—
	17～19	癸酉	肾	★中冲	太溪
	19～21	甲戌	胆	★窍阴	—
	21～23	乙亥	胆	—	中封

第一章　纳甲法与纳子法

子午流注
创新与应用

日天干	时间范围	时干支	值日经脉	开穴	合日互用补穴
乙	23～1	丙子	胆	前谷	—
	1～3	丁丑	胆		少海
	3～5	戊寅	胆	陷谷、丘墟	—
	5～7	己卯	胆		间使
	7～9	庚辰	胆	阳溪	商阳
	9～11	辛巳	胆		
	11～13	壬午	胆	委中	通谷
	13～15	癸未	胆		
	15～17	甲申	胆	液门	足临泣
	17～19	乙酉	肝	★大敦	—
	19～21	丙戌	肝		阳谷
	21～23	丁亥	肝	少府	
丙	23～1	戊子	肝		足三里
	1～3	己丑	肝	太白、太冲	—
	3～5	庚寅	肝		天井
	5～7	辛卯	肝	经渠	少商
	7～9	壬辰	肝		
	9～11	癸巳	肝	阴谷	然谷
	11～13	甲午	肝		
	13～15	乙未	肝	劳宫	太冲
	15～17	丙申	小肠	★少泽	—
	17～19	丁酉	小肠		灵道
	19～21	戊戌	小肠	内庭	
	21～23	己亥	小肠	—	阴陵泉
丁	23～1	庚子	小肠	三间、腕骨	—
	1～3	辛丑	小肠	—	曲泽
	3～5	壬寅	小肠	昆仑	至阴
	5～7	癸卯	小肠		
	7～9	甲辰	小肠	阳陵泉	侠溪
	9～11	乙巳	小肠		
	11～13	丙午	小肠	中渚	后溪
	13～15	丁未	心	★少冲	—
	15～17	戊申	心		解溪
	17～19	己酉	心	大都	
	19～21	庚戌	心		曲池
	21～23	辛亥	心	太渊、神门	—
戊	23～1	壬子	心	—	关冲
	1～3	癸丑	心	复溜	
	3～5	甲寅	心	—	
	5～7	乙卯	心	曲泉	
	7～9	丙辰	心	—	
	9～11	丁巳	心	大陵	
	11～13	戊午	胃	★厉兑	—

日天干	时间范围	时干支	值日经脉	开穴	合日互用补穴
戊	13～15	己未	胃	—	—
	15～17	庚申	胃	二间	—
	17～19	辛酉	胃	—	—
	19～21	壬戌	胃	束骨、冲阳	—
	21～23	癸亥	胃	—	涌泉
己	23～1	甲子	胃	阳辅	—
	1～3	乙丑	胃	—	行间
	3～5	丙寅	胃	小海	—
	5～7	丁卯	胃	—	神门
	7～9	戊辰	胃	支沟	—
	9～11	己巳	脾	★隐白	商丘
	11～13	庚午	脾	—	—
	13～15	辛未	脾	鱼际	尺泽
	15～17	壬申	脾	—	—
	17～19	癸酉	脾	太溪、太白	中冲
	19～21	甲戌	脾	—	窍阴
	21～23	乙亥	脾	中封	—
庚	23～1	丙子	脾	—	前谷
	1～3	丁丑	脾	少海	—
	3～5	戊寅	脾	—	丘墟
	5～7	己卯	脾	间使	—
	7～9	庚辰	大肠	★商阳	阳溪
	9～11	辛巳	大肠	—	—
	11～13	壬午	大肠	通谷	委中
	13～15	癸未	大肠	—	—
	15～17	甲申	大肠	足临泣、合谷	液门
	17～19	乙酉	大肠	—	大敦
	19～21	丙戌	大肠	阳谷	—
	21～23	丁亥	大肠	—	少府
辛	23～1	戊子	大肠	足三里	—
	1～3	己丑	大肠	—	太白
	3～5	庚寅	大肠	天井	—
	5～7	辛卯	肺	★少商	经渠
	7～9	壬辰	肺	—	—
	9～11	癸巳	肺	然谷	阴谷
	11～13	甲午	肺	—	—
	13～15	乙未	肺	太冲、太渊	劳宫
	15～17	丙申	肺	—	少泽
	17～19	丁酉	肺	灵道	—
	19～21	戊戌	肺	—	内庭
	21～23	己亥	肺	阴陵泉	—
壬	23～1	庚子	肺	—	腕骨
	1～3	辛丑	肺	曲泽	—

第一章　纳甲法与纳子法

日天干	时间范围	时干支	值日经脉	开穴	合日互用补穴
壬	3～5	壬寅	膀胱	★至阴	昆仑
	5～7	癸卯	膀胱	—	—
	7～9	甲辰	膀胱	侠溪	阳陵泉
	9～11	乙巳	膀胱	—	—
	11～13	丙午	膀胱	后溪、京骨、阳池	中渚
	13～15	丁未	膀胱	—	少冲
	15～17	戊申	膀胱	解溪	—
	17～19	己酉	膀胱	—	大都
	19～21	庚戌	膀胱	曲池	—
	21～23	辛亥	膀胱	—	太渊
癸	23～1	壬子	膀胱	★关冲	—
	1～3	癸丑		—	复溜
	3～5	甲寅		—	—
	5～7	乙卯		—	曲泉
	7～9	丙辰		—	—
	9～11	丁巳		—	大陵
	11～13	戊午		—	厉兑
	13～15	己未		—	—
	15～17	庚申		—	二间
	17～19	辛酉		—	—
	19～21	壬戌		—	束骨
	21～23	癸亥	肾	★涌泉	—

注： ① ★示井穴，—示闭穴或无补穴。

　② 值日经脉顺序为甲胆、乙肝、丙小肠、丁心、戊胃、己脾、庚大肠、辛肺、壬胱、癸肾、壬三焦、癸心包。

　　临床应用查询逐日取穴表即可，若需理解表中徐凤纳甲法的取穴原理，需进一步学习开穴与闭穴、主气日与开井穴、经生经与穴生穴、返本还原与遇输过原、气纳三焦与血归包络、三焦寄于壬与心包寄于癸、合日互用等原理。

　　（1）开穴与闭穴

　　《针灸大成》载："阳日阳时阳穴，阴日阴时阴穴，阳以阴为阖，阴以阳为阖，阖者闭也。"即阳日逢阳时，阴日逢阴时才有穴可开；若阳日逢阴时或阴日逢阳时则无穴可开，子午流注针法中称为闭时或闭穴。此处"阳日""阴日""阳时""阴时"所指的"阴"或"阳"，是根据天干的阴阳属性来划分的。天干中属阳的为甲、丙、戊、庚、壬，属阴的为乙、丁、己、辛、癸之日。如"甲子"日为阳日,"乙丑"日为阴日;"甲戌"时为阳时,"乙亥"时为阴时。

（2）主气日与开井穴

主气日是子午流注纳甲法专用的时间单位,又称为经气值日,与主气日对应的经脉称为值日经脉。主气日起始至终止的时段是值日经脉的经气流注之时,是该经脉择时治疗的最佳窗口。一个主气日时段跨越了两天,如胆经的主气日,起于甲日的甲戌时,止于乙日的甲申时（表1-5）。各经在其主气日的起始时辰开井穴、如胆经在甲日戌时开井穴,肝经在乙日酉时开井穴等。开井穴的时间呈现出"阳进阴退"的规律,即天干为阳主进、地支为阴主退。通过对比发现,各值日经开井穴的日天干序数和时地支序数之和为12（癸日亥时之和可视为0+11）。如甲日戌时的序数和=1+11,乙日酉时的序数和=2+10,壬日寅时序数和=9+3。

表 1-5　主气日与脏腑关系

主气日	甲	乙	丙	丁	戊	己	庚	辛	壬	癸
值日经脉	胆	肝	小肠	心	胃	脾	大肠	肺	膀胱三焦	肾心包
起始时辰	甲戌	乙酉	丙申	丁未	戊午	己巳	庚辰	辛卯	壬寅	癸亥
结束时辰	甲申	乙未	丙午	丁巳	戊辰	己卯	庚寅	辛丑	壬子	癸酉

（3）经生经与穴生穴

主气日经开过井穴之后,按"经生经""穴生穴"的原则依次开穴（"经"指经脉,"生"指按五行相生关系推算开穴,"穴"指穴位）。首先按"经生经"原则推算下一个开穴所属经脉,这种推算原则只能是阴经与阴经间推算、阳经与阳经间推算,然后按"穴生穴"原则推算具体的穴位。如胆经主气日在甲戌时开过井穴之后,推算下一个开穴。先按"经生经"原则推算:胆经为阳经,五行属木,"木生火",即应开阳经中五行属火的小肠经;后按"穴生穴"原则推算:胆经井穴属金,"金生水",即应开小肠经五输穴属水的前谷穴。再如肝经在乙酉时开过井穴之后,下一个开穴应取心经五输穴五行属火的穴位。

（4）返本还原与遇输过原

一是在开五输穴之输穴时，加开主气日经的原穴，阴经的原穴与五输穴之输穴为同一穴位。二是在壬日膀胱经返本还原时，还要加开三焦经原穴；癸日肾经返本还原时，还要加开心包经原穴。

（5）气纳三焦与血归包络

日干重见时，阳经气纳三焦，按"他生我"的原则（"他"指三焦经，"我"指主气日经，"生"指五行相生关系），取三焦经五输穴中五行属性为主气日经所属五行的母行的穴位。如胆经主气日，胆属木，开穴始于甲戌时，若至甲申时，为"日干重见"，须取三焦经五输穴属水的穴位（水生木）。

阴经血归包络，按"我生他"的原则（"我"指主气日经，"生"指五行相生关系，"他"指心包经），取心包经五输穴中五行属性为主气日经所属五行的子行属性的穴位。如肝经主气日，肝属木，开穴始于乙酉时，若至乙未时，为"日干重见"，须取心包经五输穴中五行属火的穴位（木生火）。

（6）三焦寄于壬与心包寄于癸

三焦寄于壬，即在壬子时膀胱经主气日返本还原时，须同开三焦经原穴。心包寄于癸，即在癸日肾经主气日返本还原时，须同开心包经原穴。

（7）合日互用

因此纳甲法闭穴较多，为了扩大十日流注开穴，徐凤采用了合日互用的方法，即甲与己、乙与庚、丙与辛、丁与壬、戊与癸等相合，相合的两日可以互用开穴。

论其合日互用之理，《针灸大全·论子午流注之法》有释云："俱以子午相生，阴阳相济也。阳日无阴时，阴日无阳时。故甲与己合，乙与庚合，丙与辛合，丁与壬合，戊与癸合也。何以甲与己合？曰：中央戊己属土，畏东方甲乙之木所克，戊属阳为兄，己属阴为妹，戊兄遂将己妹嫁与木家与甲为妻，庶得阴阳和合而不相伤。所以甲与己合，余皆然。"《医学入门·内集·子午八法》中云："或曰：阳日阳时已过，阴日阴时已过，遇有急疾奈何？曰：夫妻子母互用，必适其病为贵耳。妻闭则针其夫，夫闭则针其妻，子闭针其母，母闭针其子，必穴与病相宜，乃可针也。"此所谓夫妻，即阴阳的意思，夫妻刚柔相配，合乎阴阳之道。

2. 临床按时取穴法

根据患者就诊的时间，按照纳甲法计算就诊时气血运行之处的穴位，然后选用该穴进行治疗或酌情配穴治疗。该法取穴思路为就诊北京时间→真太阳时辰干支→子午流注取穴→根据病证选穴或配穴治疗。

在推算出日干支和时地支之后，就可用表5-7查询，进行快速取穴。如在重庆市万州区的患者，若在2015年12月15日9时20分来治疗，据前推算，就诊时为乙日辰时，查表5-6，知其开穴为"阳溪"。

另徐凤纳甲法有"合日互用穴"，即甲日与己日、乙日与庚日、丙日与辛日、丁日与壬日、戊日与癸日的开穴可互用。因乙日与庚日的开穴可互用，即可查庚日辰时取穴，查表5-7知该时开穴为"商阳"。

可见，该时就诊的患者，据徐凤纳甲法，临床治疗当先刺阳溪穴（也可用商阳穴）以通畅气血运行，再随症配穴治疗。

3. 临床择时取穴法

该法是根据患者病情，辨证归经，按照所病之经脉气血流注的时间，在主气日首开该经井穴，然后再依次取其开穴治疗。该法取穴思路为患者病证→归经→计算所选穴的开穴的日、时干支→开穴的北京时间→预约进行治疗。

如在重庆市万州区的2015年12月15日9时20分来就诊的患者，若是心经病证，当于丁日未时首开心经井穴少冲穴进行治疗，其治疗方案如下：

12月17日未时（北京时间13：42～15：42）选少冲穴治疗；

12月17日酉时（北京时间17：42～19：42）选大都穴治疗；

12月17日亥时（北京时间21：42～23：42）选太渊、神门治疗；

12月18日丑时（北京时间1：42～3：42）选复溜穴治疗；

12月18日卯时（北京时间5：42～7：42）选曲泉穴治疗；

12月18日巳时（北京时间9：42～11：42）选大陵穴治疗。

此为一个治疗周期，若需续治，当于下一个丁日（12月25日）未时再按此方案治疗。

（二）阎明广纳甲法

1. 取穴原理

根据取穴原理，可整理出阎明广纳甲法取穴表，便于快速查询，归纳逐日取穴见表1-6，简化表见表5-8。

表1-6　阎明广纳甲法逐日取穴表

日天干	时间范围	时辰	主气日经脉	纳甲开穴
甲	23～1	甲子	肾	—
	1～3	乙丑	肾	行间
	3～5	丙寅	肾	—
	5～7	丁卯	肾	神门
	7～9	戊辰	肾	
	9～11	己巳	肾	商丘
	11～13	庚午	肾	
	13～15	辛未	肾	尺泽
	15～17	壬申	肾	
	17～19	癸酉	肾	心包五输
	19～21	甲戌	胆	★足窍阴
	21～23	乙亥	胆	—
乙	23～1	丙子	胆	前谷
	1～3	丁丑	胆	
	3～5	戊寅	胆	陷谷、丘墟
	5～7	己卯	胆	—
	7～9	庚辰	胆	阳溪
	9～11	辛巳	胆	—
	11～13	壬午	胆	委中
	13～15	癸未	胆	
	15～17	甲申	胆	三焦输原
	17～19	乙酉	肝	★大敦
	19～21	丙戌	肝	
	21～23	丁亥	肝	少府
丙	23～1	戊子	肝	
	1～3	己丑	肝	太白
	3～5	庚寅	肝	—
	5～7	辛卯	肝	经渠
	7～9	壬辰	肝	
	9～11	癸巳	肝	阴谷
	11～13	甲午	肝	
	13～15	乙未	肝	心包五输

日天干	时间范围	时辰	主气日经脉	纳甲开穴
丙	15～17	丙申	小肠	★少泽
	17～19	丁酉	小肠	—
	19～21	戊戌	小肠	内庭
	21～23	己亥	小肠	—
丁	23～1	庚子	小肠	三间、腕骨
	1～3	辛丑	小肠	—
	3～5	壬寅	小肠	昆仑
	5～7	癸卯	小肠	—
	7～9	甲辰	小肠	阳陵泉
	9～11	乙巳	小肠	—
	11～13	丙午	小肠	三焦输原
	13～15	丁未	心	★少冲
	15～17	戊申	心	—
	17～19	己酉	心	大都
	19～21	庚戌	心	—
	21～23	辛亥	心	太渊
戊	23～1	壬子	心	—
	1～3	癸丑	心	复溜
	3～5	甲寅	心	—
	5～7	乙卯	心	曲泉
	7～9	丙辰	心	—
	9～11	丁巳	心	心包五输
	11～13	戊午	胃	★厉兑
	13～15	己未	胃	—
	15～17	庚申	胃	二间
	17～19	辛酉	胃	—
	19～21	壬戌	胃	束骨、冲阳
	21～23	癸亥	胃	—
己	23～1	甲子	胃	阳辅
	1～3	乙丑	胃	—
	3～5	丙寅	胃	小海
	5～7	丁卯	胃	—
	7～9	戊辰	胃	三焦输原
	9～11	己巳	脾	★隐白
	11～13	庚午	脾	—

第一章 纳甲法与纳子法

（续表）

日天干	时间范围	时辰	主气日经脉	纳甲开穴
己	13～15	辛未	脾	鱼际
	15～17	壬申	脾	—
	17～19	癸酉	脾	太溪
	19～21	甲戌	脾	—
	21～23	乙亥	脾	中封
庚	23～1	丙子	脾	—
	1～3	丁丑	脾	少海
	3～5	戊寅	脾	—
	5～7	己卯	脾	心包五输
	7～9	庚辰	大肠	★商阳
	9～11	辛巳	大肠	—
	11～13	壬午	大肠	足通谷
	13～15	癸未	大肠	—
	15～17	甲申	大肠	足临泣、合谷
	17～19	乙酉	大肠	—
	19～21	丙戌	大肠	阳谷
	21～23	丁亥	大肠	—
辛	23～1	戊子	大肠	足三里
	1～3	己丑	大肠	—
	3～5	庚寅	大肠	三焦输原
	5～7	辛卯	肺	★少商
	7～9	壬辰	肺	—
	9～11	癸巳	肺	然谷
	11～13	甲午	肺	—
	13～15	乙未	肺	太冲
	15～17	丙申	肺	—
	17～19	丁酉	肺	灵道
	19～21	戊戌	肺	—
	21～23	己亥	肺	阴陵泉
壬	23～1	庚子	肺	—
	1～3	辛丑	肺	心包五输
	3～5	壬寅	膀胱	★至阴
	5～7	癸卯	膀胱	—
	7～9	甲辰	膀胱	侠溪
	9～11	乙巳	膀胱	—

日天干	时间范围	时辰	主气日经脉	纳甲开穴
壬	11～13	丙午	膀胱	后溪、京骨
	13～15	丁未	膀胱	—
	15～17	戊申	膀胱	解溪
	17～19	己酉	膀胱	—
	19～21	庚戌	膀胱	曲池
	21～23	辛亥	膀胱	—
癸	23～1	壬子	膀胱	三焦输原、★关冲
	1～3	癸丑		★中冲
	3～5	甲寅		液门
	5～7	乙卯		劳宫
	7～9	丙辰		中渚、阳池
	9～11	丁巳		大陵
	11～13	戊午		支沟
	13～15	己未		间使
	15～17	庚申		天井
	17～19	辛酉		曲泽
	19～21	壬戌		三焦输原
	21～23	癸亥	肾	★涌泉

注：★示井穴，—示闭穴。三焦输原：关冲、液门、中渚、阳池、支沟、天井。
包心五输：中冲、劳宫、大陵、间使、曲泽。

临床应用按上表查询即可用，若需理解阎明广纳甲法的取穴原理，需进一步学习其推算方法。阎明广纳甲法与徐凤纳甲法除在日干重见纳经、三焦与心包经所寄、返本还原、合日互用等方面有所差异外，余法皆与徐凤纳甲法相同。

（1）气纳三焦与血归包络

该法认为三焦是阳气之父，心包是阴血之母，将三焦、心包经与其他经单列。在日干重见时，阳干气纳三焦，即依次纳三焦经的关冲（阳井）、液门（荥）、中渚（输）、阳池（原）、支沟（经）、天井（合）。如逢主气日为甲日（属阳），从甲戌时起，至甲申时，日干"甲"重见，此时当开三焦经的五输穴和原穴。在日干重见时，阴干血归包络，即依次纳心包经的中冲（阴井）、劳宫（荥）、大陵（输）、间使（经）、曲泽（合）。如逢主气日为乙日（属阴干），从乙酉时起，至乙日未时，当开心包经五输穴。这与徐凤日干重见之取穴方法不同。

（2）三焦寄于壬与心包寄于癸

将壬子时膀胱经主气日以后至癸日癸亥时肾经主气日前的十个时辰（癸丑、甲寅、乙卯、丙辰、丁巳、戊午、己未、庚申、辛酉、壬戌），按阳时属三焦经、阴时属心包经的原则进行开穴。徐凤纳甲法在这一时辰段为闭时。

（3）返本还原

在开阳经输穴时，加开当日值日经脉的原穴。开阴经输穴时，不加开原穴。

（4）合日互用

本法指出"一时辰之中，阴阳之经相生，所注之穴皆有"，据此而用：甲与己合，乙与庚合，丙与辛合，丁与壬合，戊与癸合。

2. 临床按时取穴法

该法与徐凤纳甲法的取穴方法相同，只是取穴的结果有部分不同。临床治疗当先刺开穴以通畅气血运行，再随症配穴治疗。

3. 临床择时取穴法

该法与徐凤纳甲法的取穴方法相同。仍以在重庆市万州区的2015年12月15日9时20分就诊的患者为例，若是心经病证，当于丁日未时首开心经井穴少冲穴治疗，其治疗方案如下：

12月17日未时（北京时间13：42～15：42）选少冲穴治疗；

12月17日酉时（北京时间17：42～19：42）选大都穴治疗；

12月17日亥时（北京时间21：42～23：42）选太渊治疗（较徐凤法，该法无神门穴，因阴经无返本还原穴）；

12月18日丑时（北京时间1：42～3：42）选复溜穴治疗；

12月18日卯时（北京时间5：42～7：42）选曲泉穴治疗；

12月18日巳时（北京时间9：42～11：42）依次选心包经的中冲、劳宫、大陵、间使、曲泽治疗（徐凤纳甲法只取大陵穴）。

此为一个治疗周期，若需续治，当于下一个丁日（12月25日）未时再按此方案治疗。

五、纳子法

（一）本经纳子法

1. 取穴原理

根据本经纳子法取穴原理，整理归纳出各经脉气血流注时辰及开穴情况，具体见表5-10。

按照虚则补其母和随而济之的原则，虚证应在本经气血流注的下一个时辰针刺本经之母穴以补虚。按照实则泻其子和迎而泻之的原则，实证应在本经气血流注的时辰针刺本经之子穴以泻实。若遇补泻时间已过，或虚实夹杂之证在本经气血流注的时辰取本经本穴和原穴进行治疗。

各经的母穴与子穴由该经五输穴的五行属性确定。如肺经五行属金，根据五行相生理论，金之母为土，肺经母穴即为本经五输穴中五行属土的穴位。肺经五输穴为少商、鱼际、太渊、经渠、尺泽，肺经为阴经，从井穴到合穴五行属性依次为木、火、土、金、水，故肺经母穴为太渊。同理，肺经的子穴，即为本经五行属水的穴位——尺泽。

本经本穴为五输穴中五行属性与本经五行属性一致的穴位。如肺经五行属金，其本经本穴为经渠。

2. 临床择时取穴

根据患者病证，确定主证经脉，选择该经脉气血流注时辰进行治疗。因各经每日均有流注时辰，临床推荐优先用择进取穴法。该法取穴思路为根据病证确定主证经脉及虚实→确定治疗时辰（真太阳时）和穴位→刺本法取穴→辨证配穴治疗。

如一位脾经病证的患者在重庆市万州区诊治：

若为脾虚证，则各日最佳治疗时间为午时（北京时间11：42～13：42），当取脾经之母穴大都穴治疗。

若虚实夹杂，则可在脾经流注之午时（北京时间11：42～13：42），取脾经之本穴和原穴太白穴治疗。

3. 临床按时取穴

根据患者就诊的时间，确定当时气血流注之经脉，先刺本经本穴和原穴以疏通经脉气血，然后根据病证情况辨证取穴施治。该法取穴思路为就诊北京时间→真太阳时辰干支→确定气血流注经脉→先刺本经本穴和原穴→根据病证选穴或配穴治疗。

如一位肝经病证患者于 2019 年 6 月 23 日上午 10：18 在重庆市万州区诊治：

万州区此时真太阳时辰为巳时，流注经脉为脾经，本日肝经流注时辰已过，故此时治疗先取脾经的本穴和原穴（太白穴）以疏通气血，然后再辨证取穴施治。

（二）他经纳子法

1. 取穴原理

根据他经纳子法取穴原理，整理归纳出各经开穴情况，具体见表5-11。

按照虚则补其母和随而济之的原则，虚证在本经气血流注的下一个时辰针刺本经之母经（须遵循"阴经对阴经，阳经对阳经"的原则）的本穴以补虚。按照实则泻其子和迎而泻之的原则，实证应在本经气血流注的时辰针刺本经之子经的本穴以泻实。若遇补泻时间已过，或虚实夹杂之证在本经气血流注的时辰取本经本穴和原穴进行治疗。

推算方法举例，如肺经病证：

肺经虚证，取金之母经（阴经的土经）本穴，即脾经本穴——太白穴进行治疗。

肺经实证，取金之子经（阴经的水经）本穴，即肾经本穴——阴谷穴进行治疗。

若遇补泻时间已过或虚实夹杂之证，在本经气血流注的时辰取本经本穴（经渠穴）和原穴（太渊穴）进行治疗。

2. 临床应用

该法临床应用思路参照本经纳子法。

（三）一日六十六穴法

该法按照人体经脉气血流注的昼夜规律，当值脏腑经脉气血流注之时辰，阴经依次开井穴→荥穴→输穴→经穴→合穴五穴，阳经依次井穴→荥穴→输穴（原穴同开）→经穴→合穴六穴。这样，一日共开六十六穴，每二十四分钟开一次穴。临床应用当根据病证情况，结合其脏腑气血流注的时辰与开穴进行治疗。

六、推广应用

子午流注因推算复杂，在一定程度上影响了其学术传承和推广应用。在资讯发达，手机、计算机、网络等信息技术已被广泛使用的今天，可以按先学会应用，再理解其原理，继以发扬光大的路径来推广应用子午流注。这就像开汽车一样，可先学会开车，使汽车早日为我们服务，至于其结构和原理可慢慢学习了解。

基于此，笔者开发了开穴手册、开穴转盘、手机软件、网上取穴平台等快速查询子午流注的开穴情况。这样，我们便省去了复杂的推算过程，医生在门诊和病房里可以快捷地查询、应用子午流注，老百姓也可在医生的指导下简单应用子午流注防治疾病。由此，子午流注将得以较好地推广应用，将更好地为人民群众的健康服务。

第二章　灵龟八法与飞腾八法

一、灵龟八法

灵龟八法是根据八卦九宫学说，结合人体奇经八脉气血的会合规律，按时选取八脉交会穴防治疾病的针法。该法又称奇经纳卦法、八法流注、八法神针，以及阴四针、阳四针。"灵龟"二字来源于《易经》，灵龟是古代所称的九龟中的一种。《河图玉版》载有"灵龟负书，丹甲青文"。"八法"是指八卦的推算方法。"灵龟八法"一说首载于《针经指南》，是中医时间医学的主要内容之一。

（一）八卦九宫

八卦即八个卦相，相传为伏羲氏所画。八卦是古人取阴阳之象，用"一"代表阳，用"- -"代表阴，按照阴阳的情况用三个这样的符号组成八种卦象（图2-1），每一卦形代表一定的事物。把八卦的名称和图像结合东、西、南、北、中的方位，即成九宫。八卦在九宫的排列有多种，如有先天八卦、后天八卦之分。

灵龟八法取后天八卦（图2-1）之序，与洛书九宫图（图2-2）相结合，其方位呈现为"戴九履一，左三右七，二四为肩，六八为足"。每宫配上一条奇经及其八脉交会穴，《针灸大成》载有八法歌：坎一联申脉，

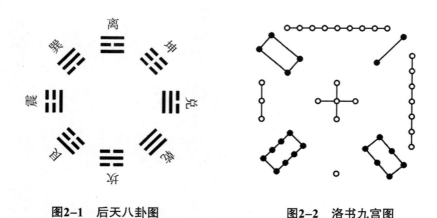

图2-1　后天八卦图　　　　　　图2-2　洛书九宫图

照海坤二五，震三属外关，巽四临泣数，乾六是公孙，兑七后溪府，艮八系内关，离九列缺主。这八个穴位的数字，是灵龟八法推算的重要依据。由此，八卦、九宫、八脉交会穴便形成对应关系，见表2-1。

表 2-1　九宫八卦与八脉交会穴对应表

八卦	坎	坤	震	巽	乾	兑	艮	离
九宫数	一	二、五	三	四	六	七	八	九
八脉交会穴	申脉	照海	外关	足临泣	公孙	后溪	内关	列缺

（二）日时干支基数

灵龟八法根据五行生成数和干支顺序的阴阳规定推算基数，这是推算的基本数字。

1. 日干支基数

日干支各有推算基数，古人编成"八法逐日干支基数歌"以助记忆，整理成表2-2。

八法逐日干支基数歌

甲己辰戌丑未十，乙庚申酉九为期，

丁壬寅卯八成数，戊癸巳午七相宜，

丙辛亥子亦七数，逐日干支即得知。

表 2-2　日干支基数

基数	10	9	8	7
日天干	甲己	乙庚	丁壬	丙辛戊癸
日地支	辰戌丑未	申酉	寅卯	巳午亥子

2. 时干支基数

时干支各有推算基数，古人编成"八法临时干支基数歌"以助记忆，整理成表2-3。

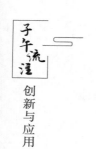

八法临时干支基数歌

甲己子午九宜用，乙庚丑未八无疑，

丙辛寅申七作数，丁壬卯酉六须知，

戊癸辰戌各有五，巳亥单加四共齐，

阳日除九阴除六，不及零余穴下推。

表2-3　时干支基数

基数	9	8	7	6	5	4
时天干	甲己	乙庚	丙辛	丁壬	戊癸	—
时地支	子午	丑未	寅申	卯酉	辰戌	巳亥

（三）开穴方法

该法首先将日干支和时干支所代表的4个基数相加求和，然后将其除以9（阳日除以9）或6（阴日除以6），算出余数。此余数即是纳于八卦九宫之数，将其数对照表2-1取对应的八脉交会穴。整理成如下计算公式（符号mod表示取余数）：

灵龟八法阳日取穴数 =（日干 + 日支 + 时干 + 时支）mod9

灵龟八法阴日取穴数 =（日干 + 日支 + 时干 + 时支）mod6

上述公式中，如果日时干支数相加之和被9或6除尽，则取穴数为9或6。

如推算辛巳日甲午时八法开穴，查表2-2知日干支基数分别为7和7，查表2-3知时干支数分别为9和9，因辛日为阴日，则灵龟八法取穴数 =（7+7+9+9）mod6=2，在表2-1查知，此取穴数对应的八脉交会穴为照海。

根据上述开穴方法，将灵龟八法开穴推进行整理，具体见表5-12。

（四）临床应用

临床应用灵龟八法，有按时取穴和择时取穴两种，应结合具体病情灵活应用。

1. 按时取穴

根据患者来诊时间，查出该时灵龟八法所开的八法穴，先刺八法穴以通调经脉气血，再配合与疾病相适应的穴位进行治疗。如患者于辛巳日甲午时就诊，当先刺照海，再结合病情配穴治疗。

2. 择时取穴

根据病情选取与其相适应的八脉交会穴，选择该穴处于开穴的时辰进行治疗，治疗时先刺该穴，再根据病情配穴治疗。如患者胃痛，可选八脉交会穴之公孙穴治疗，若病情允许，可在公孙穴辛巳日乙未时等，适时先刺公孙穴，再配梁丘、足三里、中脘等穴治疗。

二、飞腾八法

飞腾八法是根据时辰的天干属性选取八脉交会穴进行针灸治疗的按时取穴方法。其取穴运算周期为 5 天。本法不论日干支和时干支，均以天干为主。王国瑞著《扁鹊神应针灸玉龙经》（1392 年）中首次提出"飞腾八法"，后徐凤只用时干与八脉交会穴对应取穴。

（一）开穴方法

该法所配属八卦与灵龟八法不同，因其以时干为主，故又名"奇经纳甲法"。其法，时干逢壬、甲时，开公孙（属乾）；逢丙时，开内关（属艮）；逢戊时，开足临泣（属坎）；逢庚时，开外关（属震）；逢辛时，开后溪（属巽）；逢乙、癸时，开申脉（属坤）；逢己时，开列缺（属离）；逢丁时，开照海（属兑）。古人将此编成"飞腾八法歌"以助记忆，整理成表 2-4。

飞腾八法歌

壬甲公孙即是乾，丙居艮上内关然，
戊为临泣生坎水，庚属外关震相连，
辛上后溪装巽卦，乙癸申脉到坤传，
己土列缺南离上，丁居照海兑金全。

表 2-4　飞腾八法取穴表

时天干	甲、壬	丙	戊	庚	辛	乙、癸	己	丁
九宫八卦	乾	艮	坎	震	巽	坤	离	兑
取穴	公孙	内关	足临泣	外关	后溪	申脉	列缺	照海

根据此推算法，整理出飞腾八法开穴表，具体见表 5-13。

（二）临床应用

临床应用有按时取穴和择时取穴两种，应结合具体病情灵活应用。

1. 按时取穴

根据患者来诊时间，查出该时飞腾八法处于开穴状态之穴，先刺该穴以通调经脉气血，再配合与疾病相适应的穴位进行治疗。如患者于辛巳日乙未时来诊，当先刺申脉，再结合病情配穴治疗。

2. 择时取穴

根据病情选取与其相适应的八脉交会穴，选择该穴处于开穴的时辰进行治疗，治疗时先刺该穴，再根据病情配穴治疗。如患者胃痛，可取八脉交会穴公孙穴治疗，治疗时间当选时干为甲或壬的时辰治疗，每天都有相符的时辰，如甲日甲子、壬申时，乙日壬午、甲申时等。

第 三 章　学术探讨

一、子午流注时间标准刍议

近年来关于子午流注针法的研究和论著较多，主要集中在时辰干支推算、开穴流派、补穴方法、开穴软件等方面。但在这些研究中，较少提及子午流注针法的时间标准问题。如 2008 年出版的《中医时间医学全书》收录了大量子午流注针法的研究成果，却未提及时间标准问题。笔者认为，采用什么样的时间标准，直接关系到时辰干支的推算，关系到开穴的结果，这是子午流注针法的关键，应当引起重视。本文就子午流注针法采用时间标准的现状、存在的问题和解决方法进行探讨。

（一）现状

当前，我国人们习惯于使用北京时间来统一计时，用以指导生产和生活。但在子午流注针法产生的时代，人们还没有北京时间概念，因此采用北京时间作为子午流注针法的时间标准值得商榷。子午流注针法采用的时间标准主要有三种，即北京时间、地方平太阳时、真太阳时。

1. 采用北京时间

众多关于子午流注针法的研究和应用文献均未提及采用的时间标准，多数医家采用的是北京时间，并按照表 3-1 的对应关系来换算时辰。如赵永烈、李磊、韩新强等在举例推算时均是直接用北京时间进行推算。

表 3-1　北京时间与时辰对应关系

北京时间	23～1	1～3	3～5	5～7	7～9	9～11	11～13	13～15	15～17	17～19	19～21	21～23
地支计时	子	丑	寅	卯	辰	巳	午	未	申	酉	戌	亥
天象计时	夜半	鸡鸣	平旦	日出	食时	隅中	日中	日昳	晡时	日入	黄昏	人定

北京时间采用的是平太阳时。平太阳时也称为地方标准时间，每 15°经度为 1 个时区，全球分为 24 个时区，我国采用的北京时间是指东经

120° 位置的东八区平太阳时。通常所谓的"日"和"时"，就是平太阳日和平太阳时的简称，它是一个均匀的时间系统。

采用这种时间标准的优点在于时间易于获取，缺点是误差较大。由于我国地域辽阔，最东端为东经 135°（黑龙江和乌苏里江交汇处主航道的中心线上），最西端为东经 73°（位于帕米尔高原上），东西横跨经度 62°。这就意味着最东端和最西端的时差为 4 个多小时，即相差 2 个时辰。显然，如果采用北京时间作为取穴依据，这与子午流注针法的时间要求是有距离的。

2. 采用地方平太阳时

为了减少采用北京时间所致的误差，陈述堂、于致顺、梁伟英等提出采用当地平太阳时（本地时间）作为取穴的时间标准。其方法是根据本地所处的经度和北京时间进行换算：当地平太阳时 = 北京时间 +4 分 ×（地方经度 –120）。

该方法需要查询本地经度，这个问题可以一次性解决，即查到本地经度后算出本地时间与北京时间的时差，这是个常数。如重庆市万州区处于东经 108.2°，比北京时间慢 47 分 12 秒。万州区的医家换算时辰只需将北京时间减去这个时间差即可。

采用本地时间，虽然较北京时间更接近于昼夜时间变化规律，但采用的仍然是均匀的时间系统。如随着季节的推移，昼夜的长短在发生变化，采用均匀的计时系统，仍然存在误差。

3. 采用真太阳时

人与天地相参，与日月相应。人体气血的流注，应与人体所在地的天地日月变化相关，尤其是与实际太阳位置有密切关系。鉴于此，孙吉山等认为应该采用真太阳时作为子午流注针法的时间标准。

真太阳时是以太阳实际位置作为参考的时间系统。太阳视圆面中心连续两次上中天的时间间隔称为一真太阳日。由于地球绕日运行是个椭圆形轨道（黄赤道），距太阳近时真太阳日就短，距太阳远时真太阳日就长，因此它不是均匀的时间系统。真太阳日、时、分、秒换算用的是六十进制。

真太阳时的计算比较复杂，计算公式：

某地真太阳时 = 某地平太阳时 + 时差

其中时差 =9.5 分钟 ×Sin2L–7.7 分钟 ×Sin（L+78°）；L=280°+ 0.9856°×（计算日距当年 1 月 1 日的天数）。

从计算公式来看，某地真太阳时与平太阳时的时差只需考虑日期，其中 2 月、10 月、11 月相差较大，尤其是 11 月 2、3 日相差最大，为 16 分 25 秒。

值得注意的是，真太阳时不同日期对应的各个时辰的时间间距是不相等的。这从元代天文学家郭守敬发明的简仪上日圭所给出的真太阳时辰间距上可以看出。采用真太阳时，符合中医时间医学理论，但计算比较复杂，在临床应用时不易获取，需要通过查表或利用软件进行查询。

（二）讨论

如上所述，如果采用的时间标准不一样，其计时结果也不一样。那么子午流注应采用什么样的时间标准呢？这需要从不同时间标准对子午流注针法的影响、子午流注产生的源流和实际应用进行综合判断。

1. 采用不同时间标准对子午流注针法的影响

子午流注针法根据时辰干支进行选穴或择时治疗，所用的时间标准比较粗略。如果是在北京时区，且又处在某时辰的中间段，即使采用北京时间也无大碍。但是如果处于远离北京时区或在两个时辰的交接时间段，采用不同的时间标准，将直接影响选穴和治疗。如北京时间 2009 年 10 月 5 日 16：30，选我国三地的三类时间进行比较，其结果见表 3–2。

表 3–2　北京、拉萨、佳木斯市三类间对照

地点	北京时间	当地时间	真太阳时
北京市 （东经116.4°）	16：30 （申时）	16：15 （申时）	16：27 （申时）
拉萨市 （东经91.1°）	16：30 （申时）	14：34 （未时）	14：46 （未时）
佳木斯市 （东经130.3°）	16：30 （申时）	17：11 （酉时）	17：23 （酉时）

从表 3-2 可见，同一北京时间，不同地点采用不一样的时间标准，相应的时辰就不一样，子午流注针法的选穴或治疗时间也就不一样。

2. 子午流注针法应采用何种时间标准

首先，从子午流注针法产生的本源来分析。人总是生活在一定的时空之中，人与自然、人与社会是一个有机的统一整体。自然界万事万物的变化，太阳升落，昼夜轮回，季节更替，必然对人体气血产生影响。人主要是受当地当时的天地日月的影响，所以子午流注针法应该采用真太阳时。

其次，从子午流注针法形成和完善的时代来分析。子午流注针法形成和完善于宋金元时期，这时期的计时法已经比较完善了。中国古代测时法主要有观天色计时、立表知时（通过圭表、日晷、仰仪等工具测时）、观象授时（又称"夜考中星"，古人通过初昏和夜间观察天空恒星角度，从而反推太阳位置，以测定夜间时刻和节气），这类方法计的是真太阳时。另有下漏刻时（水钟）、香篆钟（或香烛）等，这两类方法计的是均匀的时间，应为平太阳时，但古人采用了多种方法对其较正，使之接近于真太阳时。由此可见，宋金元时期人们使用的时间以真太阳时为主，子午流注针法采用的也应该是真太阳时。

3. 子午流注针法如何把握时间

子午流注针法应采用真太阳时，如何把握好这一时间标准，却存在着许多现实的问题：一是真太阳时推算复杂，其涉及正弦运算，一般心算或笔算无法完成；二是在诊疗过程中患者与医生交流需用北京时间才方便；三是临床应用是否必须精确到分秒来选穴治疗。

实际上，无论采用何种时间标准，子午流注针法的推算过程也是比较复杂的。要真正解决推算的问题，应开发专门的取穴工具或借助于计算机编程。笔者正在致力于开发子午流注网上取穴系统，开发完成后将向全世界的用户免费开放，能较好地解决上述第一、第二个问题。关于第三个问题，对于以前的研究成果应该辩证地对待。子午流注针法采用的时辰本身是一个较粗略的时间范围，人体气血流注也是一个复杂的过程，临床应用一方面要采用顺天时应自然之真太阳时，另一方面又不可拘泥于一分一秒之精微，尤其是时辰交接之时，应结合临床病情进行综合论治。

（三）结论

子午流注针法采用的时间标准不统一，从其产生的本源、形成和完善的时代等方面综合分析，子午流注针法应采用真太阳时作为时间标准。临床应用推荐开发专门取穴软件、工具、网站等提供查询服务，让子午流注针法得以更好地推广应用和发扬光大。

二、阎明广纳甲法与徐凤纳甲法辨析

纳甲法又称为纳干法，它是依据天干的演变规律和人体十二经脉气血流注的十日节律进行取穴以防治疾病的古代传统针法。金代阎明广首次详细地记载了纳甲法（下称阎氏法），明代徐凤进行了发挥，今之医家言纳甲法多指徐凤纳甲法（下称徐氏法），笔者认为这两种纳甲法有较大差异，尤其是阎氏法应当予以重视。

（一）学术源流

金代阎明广所著《子午流注针经》（1153 年）是现存最早的子午流注专著，详细地记载了纳甲法，其主要据《难经》《素问》及贾氏之法编著而成。明代徐凤著《针灸大全》（1439 年），撰成十首"子午流注逐日按时定穴诀"，由于其便于记忆，高武的《针灸聚英》、李梴的《医学入门》、杨继洲的《针灸大成》及近代的一些子午流注专著均加以收录，使得徐氏法广为传承，但阎氏法却一直被人忽视。

需注意的是，徐凤在"子午流注逐日按时定穴诀"之后有言："右子午流注之法无以考焉，虽《针灸四书》所载，尤其不全，还元化本之理，气血所纳之穴，俱隐而不具。予今将流注按时定穴编成歌括一十首……原图十二，今十分耳。"这说明徐凤在《子午流注针经》刊行 280 多年后，所掌握的《子午流注针经》的内容有所缺失，如"三焦经"和"心包经"流注内容缺失，所以徐凤自己创立了三焦经和心包经的开穴法。

（二）开穴比较

两种纳甲法主要在返本还原，日干重见纳经穴，三焦、心包经所寄等方面有较大差异。在1个开穴周期内，两种纳甲法有25个时辰存在开穴差异，占120个总时辰数的20%，在这些时辰中，开穴存在着57个穴次差异。

1. 返本还原开穴比较

阎氏法在开输穴时，阳经加开值日经的原穴，阴经不加开原穴。徐氏法在开输穴时，不论阳经或阴经，均加开值日经原穴。在1个周期内有6个时辰存在开穴差异，其中徐氏法多开7个穴次。二者差异见表3-3。

表 3-3　返本还原开穴差异

值日时辰	癸日丁卯	乙日己丑	丁日辛亥	己日癸酉	辛日乙未	壬日丙午
阎氏法	神门	太白	太渊	太溪	太冲	后溪 京骨
徐氏法	神门 大陵 太溪	太白 太冲	太渊 神门	太溪 太白	太冲 太渊	后溪 京骨 阳池

2. 日干重见纳经穴比较

阎氏法，阳干气纳三焦，开三焦经五输穴及原穴（关冲、液门、中渚、阳池、支沟、天井6个穴位）；阴干血归包络，开心包经五输穴（中冲、劳宫、大陵、间使、曲泽5个穴位）。徐氏法，阳干气纳三焦，按"他生我"的原则，取三焦经五输穴之生我者（1个穴位）；阴干血归包络，按"我生他"的原则取心包经五输穴之我生者（1个穴位）。在1个周期内有9个时辰存在开穴差异，其中阎氏法多开40个穴次。二者差异见表3-4。

表 3-4　日干重见开穴差异

值日时辰	癸日癸酉	甲日甲申	乙日乙未	丙日丙午	丁日丁巳	戊日戊辰	己日己卯	庚日庚寅	辛日辛丑
阎氏法	心包	三焦	心包	三焦	心包	三焦	心包	三焦	心包
徐氏法	中冲	液门	劳宫	中渚	大陵	支沟	间使	天井	曲泽

注：表中"心包"指心包经五输穴；"三焦"指三焦经五输穴及原穴。

3. 三焦经和心包经所寄比较

阎氏法，三焦寄于癸日子、寅、辰、午、申5个时辰，依次开三焦经的井、荥、输、原、经、合穴；心包寄于癸日丑、卯、巳、未、酉5个时辰，依次开心包经的井、荥、输、经、合穴。徐氏法，三焦寄于壬，在膀胱经值日返本还原时，加开三焦经原穴；心包寄于癸，在肾经值日返本还原时，加开心包经原穴。在1个周期内有9个时辰存在开穴差异，其中阎氏法多开10个穴位。二者差异见表3-5。

表 3-5　癸日三焦经和心包经所寄开穴差异表

时辰	癸丑	甲寅	乙卯	丙辰	丁巳	戊午	己未	庚申	辛酉
阎氏法	中冲	液门	劳宫	中渚 阳池	大陵	支沟	间使	天井	曲泽
徐氏法	—	—	—	—	—	—	—	—	—

（三）讨论

1. 学术特点

从学术源流来看，阎氏法早于徐氏法，徐氏是在掌握资料不全的情况下进行创新的，即《针灸四书》所载之子午流注"还元化本之理，气血所纳之穴，俱隐而不具"。后期的《针灸聚英》《针灸问对》等补充了大量文献，使得阎氏法更加完善。不知徐氏若掌握了《三焦心包络流注说》等文献，是否还会创新其日干重见纳经穴之法。

从开穴特点来看：一是徐氏法取消了阎氏法中三焦经和心包经在癸日的开穴，这使癸日出现了长达10个时辰的闭穴，没有较好地体现子午流注中经脉气血环周流注的特点；二是阎氏法将三焦五输穴及原穴、心包经五输穴整体作为纳穴，而徐氏法仅纳三焦经、心包经之一穴，所以阎氏法更能体现"三焦是阳气之父，心包是阴血之母……主受纳十经血气养育"的特点；三是徐氏法"三焦寄于壬，心包寄于癸"，把三焦经原穴阳池、心包经原穴大陵分别寄于壬日、癸日，这种学术主张受到不少医家的批判，如张景岳《类经图翼》认为"三焦阳腑须归丙，包络从阴丁火旁"，清代医家陈修园、李学川均支持张景岳的观点，对于三焦经和心包经所寄问题，至今仍有争议。

因此，笔者更倾向于阎氏法，但是并不敢妄加评议谁对谁错。

2. 学术传承

对待不同的学术主张，我们应该留待时间和实践来检验。两种纳甲法各有特点，均值得研究和实践。但遗憾的是，今之医家言子午流注纳甲法多指徐氏之法，甚至许多医者尚不知有阎氏法。笔者通过中国知网检索1979 年 1 月至 2013 年 5 月发表的与子午流注纳甲法有关的期刊、论文共 179篇，其中全文中提及"阎明广"的仅 28 篇，理论研究仅有李磊、苏绪林等少数研究者记载阎氏法；临床实践方面仅有王氏提及用阎氏法，硕士论文中未检索到采用阎氏法开展临床研究者。检索子午流注的专利，未检索到以阎氏法为开穴法的专利，市售的子午流注推算盘、治疗仪等，未发现采取阎氏法开穴者。

究其原因，主要是学术传承方面的问题。明代之后，阎氏法多被忽视。目前，多版中医本科院校的《针灸学》《针灸治疗学》等规划教材，介绍子午流注针法时只介绍徐氏法，对阎氏法只字未提。针对阎氏法遭到的冷遇，面对这些研究空白，笔者建议兼收并蓄，客观传承，中医教育应将阎氏法纳入教学内容，临床工作者应加强对阎氏法的实践应用和研究，以拓宽研究路径，丰富临床防治手段。

三、论子午流注纳甲法与针灸时间禁忌的统一性和矛盾性

子午流注纳甲法和针灸时间禁忌分别提出了针灸之宜与忌，这两者学术源流是否存在交集，内容上是统一还是矛盾的，两者应该如何取舍，笔者试辨析之。

（一）学术源流

1. 子午流注纳甲法

子午流注纳甲法简称纳甲法或纳干法，是根据人体经脉气血流注的

十日时间规律进行取穴治疗的传统针法。该法源于《黄帝内经》，形成和完善于宋金元时期，发扬于明清时期。金代阎明广的《子午流注针经》（1153年）是现存最早的子午流注专著，其记载的纳甲法称为阎明广纳甲法。明代徐凤著《针灸大全》，对阎氏纳甲法进行了一定的改动和推广，形成了徐凤纳甲法，后来明代高武的《针灸聚英》、李梴的《医学入门》、杨继洲的《针灸大成》，以及清代李学川的《针灸逢源》等著作均收录了徐凤纳甲法，使其广为传承，至今仍在广泛应用。为便于统计，本文所述纳甲法均指徐凤纳甲法。

2. 针灸时间禁忌

针灸时间禁忌是根据人体气血运行规律，提出在某个时间不宜针灸某些部位，以免损伤人体气血的学说，包括人神禁忌（含九部、十干、十二支、十二部、逐日、逐时等人神）、尻神禁忌、太乙禁忌、十二建禁忌等。针灸时间禁忌最早源于《黄帝内经》，《灵枢·阴阳系日月》载："正月、二月、三月，人气在左，无刺左足之阳……。"之后汉代的时间禁忌专著《黄帝虾蟆经》，唐代的《备急千金要方》《外台秘要》《黄帝明堂灸经》，宋金元时期的《太平圣惠方》《针经指南》《扁鹊神应针灸玉龙经》，明代的《普济方》《针灸大全》《针灸大成》《类经图翼》《针灸聚英》《医学入门》，清代的《医宗金鉴》《灸法秘传》《重楼玉钥》《针灸逢源》等均有针灸时间禁忌的记载。但清代以后至今，论及针灸时间禁忌者较少。

（二）内容辨析

1. 纳甲法与十干人神禁忌

纳甲法以十二经纳干为重要理论基础，指出人体气血流注与十天干更替呈现对应关系；十干人神禁忌是以十天干为周期的十日禁忌循环，指出每个日天干均有相应的针灸禁忌部位，该法较早见于汉代《黄帝虾蟆经》，两者主要内容见表3-6。

表 3-6　纳甲法十二经纳干与十干人神禁忌部位对照表

天干	甲	乙	丙	丁	戊	己	庚	辛	壬	癸
纳甲法	胆	肝	小肠	心	胃	脾	大肠	肺	膀胱三焦	肾包络
十干禁忌	头	眉或头颈或喉或项	肩或心	心*或胸或背	胁或腹或脾或额颈	脾*或腹或背	腰或膝或肾俞	膝脾及心肺*	肾或手*或胫	足*或并手*

注：*示有关联性，"或"后内容指另一医籍记载的内容。

从表 3-6 中可见，两者在丁日、己日、辛日、壬日、癸日出现了名称相同的情况。这是不是说针灸时间之宜与忌出现了相同，两者自相矛盾呢？笔者认为，两者虽然名称相同，但各有所指。纳甲法十二经纳干，主要指某日值某经气血流注之时，是取四肢末端的五输穴进行治疗。如在丁日，纳甲法认为丁日是心经值日，针灸宜在丁未时首开心经少冲穴（手小指桡侧、指甲角旁约一分处）治疗；从针灸禁忌整体论述来看，其禁忌主要指部位，如丁日禁刺心，即心胸部位。所以，这两者并无矛盾之处。

2. 纳甲法与十二支人神禁忌

纳甲法一个开穴周期为十天干。十二支人神禁忌以十二地支日循环为周期，每日均有相应的针灸禁忌部位，较早记载于《备急千金要方》。其主要内容为子日在目或肩口，丑日在耳或并腰，寅日在胸或面口，卯日在鼻或齿或脾，辰日在腰或并膝，巳日在手或头口，午日在心或并腹，未日在足或头，申日在头或并肩腰，酉日在背或胫或头或肩或腰，戌日在项或咽喉，亥日在项或胫或头并臂胫膝。

因纳甲法取穴均在四肢肘膝关节及以下，前述已经论及针灸时间禁忌主要指具体部位，所以只需比较相关联的四肢肘膝关节及以下部位即可，即有辰、巳、未、酉、亥 5 支。辰支有戊辰、庚辰、壬辰、甲辰、丙辰 5 日，这 5 日纳甲法在膝部均无取穴。巳、未、酉、亥 4 个地支，相配的天干均为己、辛、癸、乙、丁，这 4 个地支的纳甲法开穴见表 3-7。

表 3-7 纳甲法开穴与十二支人神禁忌关联部位对照表

日地支	辰	巳	未	酉	亥
禁忌部位	膝部	手部	足部	胫部	胫腿部
己日开穴	无	小海 鱼际 支沟	阳辅 隐白 太溪 中封	阳辅 太溪 中封	同酉支
辛日开穴	无	少商 天井 灵道	足三里 然谷 阴陵泉	足三里 阴陵泉	同酉支
癸日开穴	无	关冲	涌泉	无	无
乙日开穴	无	少府 劳宫 经渠	足窍阴 陷谷 委中 大敦	委中	同酉支
丁日开穴	无	三间 中渚 少冲 太渊	昆仑 阳陵泉 大都	昆仑 阳陵泉	同酉支

天干和地支组合纪日，从甲子到癸亥共计 60 天，这期间纳甲法经历了 6 个开穴周期，每个开穴周期开穴 72 穴次，60 天共开穴 4320 穴次。从表 3-7 可知，两者在一个周期内（60 天）有 45 个穴次呈现矛盾，矛盾率为 1%。所以，两者基本呈现出统一性。

3. 纳甲法与太乙禁忌

纳甲法在每日均有值日经。太乙禁忌认为人体"身形应九野"，在九个节气均有相应的日期禁针灸，首见于《灵枢·九针论》。两者内容对照见表 3-8，从表中可见两者有关联的手、足部位，呈现出一定的矛盾性。

表 3-8 纳甲法开穴与太乙禁忌部位对照表

节气	立春	春分	立夏	夏至	立秋	秋分	立冬	冬至	中州
太乙 禁忌日	戊寅 己丑	乙卯	戊辰 己巳	丙午	戊申 己未	辛酉	戊戌 己亥	壬子	太乙日及 诸戊己
禁刺部位	左足	左胁	左手	膺喉 首头	右手	右胁	右足	腰尻	六腑膈 下三脏

节气	立春	春分	立夏	夏至	立秋	秋分	立冬	冬至	中州
纳甲开穴	有①	无	有②	无	有②	无	有①	无	无

注：① 复溜、曲泉、厉兑、束骨、阳辅、隐白、太溪、中封；
② 大陵、二间、小海、支沟、鱼际。

4. 纳甲法与十二时人神禁忌

十二时人神禁忌，又称逐时人神禁忌，较早见于《黄帝虾蟆经》，其指出每日十二个时辰均有相应的针灸禁忌部位：子时足，丑时头，寅时目，卯时面耳，辰时项口，巳时肩，午时胸胁，未时腹，申时心，酉时背胛，戌时腰阴，亥时股。此禁忌与纳甲法相关联者为"子时足"，纳甲法在己日子时开穴阳辅、辛日子时开穴足三里，这两个开穴占纳甲法一个开穴周期 72 个开穴的 2.8%，此两者存在较低的矛盾性。

5. 纳甲法与年禁忌

年禁忌有尻神禁忌、九部人神禁忌、十二部年人神禁忌，其中尻神禁忌、九部人神禁忌以 9 年为周期，十二部年人神禁忌以 12 年为周期，在行年时对应部位禁针灸，具体部位见表 3-9。

表 3-9　纳甲法开穴与年禁忌部位对照表

流年	1	2	3	4	5	6	7	8	9	10	11	12
尻神	踝	牙踹	头口乳	肩尾	耳背面	手	腰项	膝肋	肘脐脚	—	—	—
九部人神	脐	心	肘	咽	口	头	脊	膝	足	—	—	—
十二部人神	心	喉	头	眉或肩	背	腰	腹	项	足	膝或腰	阴	股
纳甲法	无	无	无	无	无	有	无	无	有	无	无	有

从表中可见，尻神年忌在第 6 岁周期时对手部有禁忌，九部人神在第 9 岁周期时对足部有禁忌，十二部人神在第 9 岁、12 岁周期有禁忌。纳甲法与年禁忌虽然矛盾的部位不多，但影响较大，如逢第 6 岁年周期，若手部禁刺，则不能用子午流注针法开展治疗。

6. 纳甲法与逐日人神禁忌

逐日人神禁忌又称为月禁忌，以月为周期，每月从初一日至三十日，各日均有针灸禁忌部位。其内容首见于《黄帝虾蟆经》，如"月生一日，虾蟆生头喙，人气在足小阴，至足心，不可灸伤之，使人阴气不长，血气竭尽泄利，女子绝产生门塞，同神……"该法涉及每个月的每一天，所以与纳甲法的关联性较大。如 2014 年阴历七月初一（阳历 7 月 27 日）为己亥日，纳甲法开穴有隐白等穴（《外台秘要》等记载一日禁忌为足大趾）。故纳甲法与逐日人神禁忌存在一定的予盾性。

（三）讨论

1. 源流辨析

纳甲法是从"宜"的角度，探讨如何把握气血运行规律寻找针灸的较佳时间以提高疗效。针灸时间禁忌是从"忌"的角度，探讨如何把握气血运行规律，避免在特定时间针灸伤及人之要害部位。两者同源于中医天人相应之理，发展脉络大致大同，均以《黄帝内经》等为理论基础，逐渐发展和完善。

从形成时间来看，因《黄帝虾蟆经》早于《子午流注针经》近千年，故针灸时间禁忌理论体系的形成早于纳甲法，但两者均在宋金元时期才逐渐完善，继后有多种医籍同时记载了两者，这说明古之医家兼收并蓄，同载针灸之"宜"与"忌"。所以，针灸之"宜"与"忌"如"矛"与"盾"之两面，可相互借鉴，相互呼应，值得重视，分析其统一性和矛盾性确有必要。

从发展来看，纳甲法从贾氏→阎明广→徐凤→清代及近现代医家，呈现出不断创新、发展之生机，所以纳甲法的理论体系比较完善，临床实践也较丰富。但是针灸时间禁忌自《黄帝虾蟆经》以来，一是众多医家以转载为主，且在转载过程中多有不同或矛盾之处。如同为孙思邈所著之《备急千金要方》与《千金翼方》，其记载的各种禁忌有多个地方不一致。如十二部人神禁忌的第 4 岁年忌，前者为眉，后者为肩，笔者疑其为传抄之误；再如五脏人神禁忌，前者载有"四季十八日肾"，后者载有"四季十二日后肾"，这是前后矛盾，还是孙氏在30年后的重新认识（后书刊行时间晚30年）？二是除《黄帝虾蟆经》外，后继之医家即使丰富了禁忌内容，但几乎都没有理论论述，不知源于何理？三是针灸时间禁忌的相关医案也极少。这反映出医家们重点关注的是"针灸之宜"，对"针灸之忌"只是了解即可，这也符合常理。但关注得少，并不能说明其不重要。

2. 矛盾辨析

通过分析纳甲法与6种人神禁忌的关联内容，两者大部分内容是统一的。纳甲法开穴与十干人神禁忌无矛盾性，与十二支人神禁忌部位的矛盾率仅有1%，与十二时人神禁忌的矛盾率仅为2.8%，与太乙神、十二建、逐日人神等大部分禁忌部位是协调统一的。但是，我们对其矛盾之处不可忽视，应分析其成因，形成正确认识，确定发展之路。

究其矛盾之成因，笔者认为首先应全面认识针灸时间禁忌。一是针灸时间禁忌中的人神、尻神、十二建等，是不是封建迷信之鬼神。医者认为这些神实指人之气血，这样就把它与迷信区别开来，说明针灸时间禁忌是属于中医学研究的科学的范畴。二是针灸禁忌是指禁止针灸，还是指禁止针灸伤及人神。虽然各种医籍记载的是禁止针灸某一部位，但这些部位多不明确，只提及手、足等。如果医者针灸能游刃有余，即使人神在手、足之时针灸也不能伤及人神，反而能使人神运行通畅，岂不妙哉！我们认识针灸时间禁忌，不能陷入某一个时间点或某一个具体部位上，应抓住其顺应天时、顾护人体气血的本质，站在勿伤人神的高度来把握问题。对于纳甲法与6种禁忌呈现出的矛盾，因为纳甲法开穴明确具体而部分人神禁忌部位较笼统，这些矛盾是否真正存在？我们应当借鉴先贤提供的人神资料和思路，深化对人体气血运行规律的研究。如果哪一天我们能将人神在人体的运行轨迹精确化，会不会发现两者只是"擦肩而过"，其实并不存在矛盾呢？甚至我们可以对人神进行"精确指导"，即使矛盾存在也可以化解矛盾，以达到顺应天时、调和气血之佳境。

综之，两者当求同存异：一是取其精华弃其糟粕，古人留下的东西如果未研究清楚应加强研究，不可概以迷信之名而尽弃之；二是临床实践应尽量避免针灸时间禁忌，如果遇到危急重症则另当别论。

四、论子午流注针法之知常与达变

自明代以来，汪机等医家批判子午流注针法是机械地推演，有违《内经》《难经》之理。今之医家，有执其一耳而批判者，亦有认为经典不可违背者。笔者认为应知常而达变，与时俱进，在全面了解子午流注针法的基础上，批判地吸收，结合临床进行创新。

（一）知常，传统开穴方法的原理与推算

子午流注针法的学术源流可追溯到《内经》和《难经》，它是在人与天地相参、与日月相应的大原则下创建的。纳子法是根据人体经脉气血运行的昼夜规律进行取穴治疗，纳甲法、养子时刻法是根据人体经脉气血运行的十日规律进行取穴治疗。应用子午流注针法首先应掌握其推算方法，这是应用的基础，是知常的部分。

1. 日时干支推算

日干支和时干支是子午流注针法取穴需使用的两个时间参数，所以首先要推算日、时干支。因日上起时，第一步推算日干支。关于日干支的推算方法较多，笔者认为日常使用最快捷之法为查表法或手机查询法，可备一本万年历书或自制一张年干支列表，也可在手机上安装"易通万年历"等软件，能非常方便地查询日干支；对于计算机编程，建议使用葛民勤公式进行计算。

第二步推算时干支。需要注意的是，时间标准应采用真太阳时，计算方法是真太阳时 = 当地平太阳时 + 修正值。其中当地平太阳时 = 北京时间 + 4 分钟 ×（当地经度 –120），相对于某个地区而言，因经度是常数，所以这个值与北京时间之差是固定的；修正值 =9.5 分钟 ×Sin2L–7.7 分钟 ×Sin（L+78°），其中 L=280° +0.9856° ×（计算日距当年 1 月 1 日的天数），由公式得知修正值范围在（–14 分钟，+16 分钟）之间。

2. 开穴推算

对于临床应用者，建议按照"先易后难，先少后多"的原则进行学习和应用。"先易后难"指先知其然，可用查表法、推算转盘或取穴网站按图索骥，可快捷查询开穴情况；待有一定体会后，再究其所以然，如学习纳甲法的"经生经，穴生穴，阳进阴退，返本还原，日干重见纳穴，三焦心包所寄"等开穴原理，掌握推算方法。"先少后多"指先应用一种方法，如可先应用纳子法或阎明广纳甲法，然后再学习徐凤纳甲法、养子时刻法等。

（二）达变，临床应用的取舍与变通

掌握了推算方法后，临床应用的关键在于如何取舍，领会子午流注针法揭示的人体经脉气血流注与天地、日月相应的关系，并从临床实际出发，在具体环境中加以创新，切实提高临床疗效。

1. 按时、择时与应用

按时即按时开穴，是根据患者在就诊时间的气血流注情况，取当时之穴进行治疗。该法在门诊和病房均可使用，适用范围广泛。择时即择时开穴，是根据患者病证的情况，选择该病证所在脏腑主气之时进行开穴治疗。该法需根据病证制定诊疗方案，每个脏腑病证治疗1个疗程的时间跨度为2天，且多涉及下半夜治疗，这样对医生和患者均有较高要求，实施难度相对较大，故多对住院患者使用。如在重庆市万州区有胃病患者于2013年12月27日14：40（北京时间）来诊：若在门诊可用纳甲法按时取穴少冲穴（真太阳时之丁卯日丁未时）；若在病房，用择时取穴治疗，时间可安排为2013年12月28日（该日为戊辰日当胃经值日）万州区真太阳时之辰戊午时（13：46～15：46）15点左右开井穴厉兑穴，庚申时19点刺二间穴，壬戌时23点刺束骨穴、冲阳穴，29日甲子时3点刺阳辅穴，丙寅时7点刺小海穴，戊辰时11点刺支沟穴。

按时与择时，是传统子午流注针法的两种临床应用模式。本来这两种应用模式古已有之，如窦桂芳之"井荥输经合应日开阖，有图有说"，但徐凤在改编"子午流注逐日按时定穴诀"未对择时而治之法加以说明，致

"今人泥其图而不详其说，妄言今日某日，某时其穴开……"，所以导致后世医家认为子午流注针法只有按时开穴，是一种机械的推算，受到医家的批判。在临床应用时，可根据患者情况和医疗环境条件，灵活选用两种模式进行治疗。

2. 开穴、闭穴与辨证

开穴即时值经气流注之穴，纳支法、养子时刻法在每天的各个时辰均有开穴，纳甲法则存在着在某个时辰没有开穴（即闭穴，除去合日互用开穴，阎明广纳甲法有 12 个，徐凤法有 8 个）。临床应用中若遇主病证与开穴主治不相吻合应怎么办？笔者统计有三种治疗方案：一是只用开穴；二是开穴与辨证取穴兼而用之；三是只用辨证取穴，弃用开穴。这三种治疗方案均有医家用之，难分伯仲。笔者主张用第二个方案，先用开穴，续辨证取穴施治。同时，应注意在选穴中避开血忌、人神禁忌穴。如 2013 年 12 月 10 日 8：30（北京时间），在重庆市万州区门诊接诊了一个少阳经头痛患者，此时真太阳时辰为庚辰，据纳甲法按时取穴当取商阳穴（大肠经穴），此时开穴主治虽与患者病证不符，但通过先针刺商阳穴约 15 分钟，再随证取穴治疗，续 2 日诊治均择时取穴而治，收效颇佳。

若遇闭穴之时，又当如何？一是谨候其时，暂不予治（病情允许之时）；二是提出补穴之法，如郑氏、单氏、方氏等补穴法，但均未形成公认之说；三是辨证取穴，弃子午流注之法。这些均是变通之法，笔者主张因人因时而宜，不拘一格而用之。

3. 流派、取舍与变通

子午流注针法有纳子法（本经纳子法、他经纳子法）、纳甲法（阎明广纳甲法、徐凤纳甲法、其他补穴法）、养子时刻法等多个开穴流派，另外还有灵龟八法、飞腾八法等时间针法。临床应当如何选用这些方法？杨氏等提出这些流派间存在着较大差异，甚至认为存在着许多"矛盾"，如同一个时辰各个流派开穴不一样等。

我们认为人体经脉气血流注不应是一个单一的通道，而应该是一个复杂的系统，存在着主干、分支、交叉、代偿等特点。如断肢者其经脉气血流注仍能正常运行即是较好的证明。所以，不同的流派从不同的视角观察和总结人体经脉气血流注的情况，这些流派的开穴不同，不能简单地判断其是矛盾的、错误的，我们应该在实践中去检验，应该用临床疗效来说明问题。对某个医家和学者而言，由于个人精力有限，应在全面了解的基础上专注于其中一个开穴流派来开展研究和临床应用。对于临床诊疗，应当结合病情，选取 1 ～ 2 个流派的开穴进行治疗，不可面面俱到。

（三）讨论，子午流注针法之继承与创新

子午流注针法之知常与达变，既是学习和应用子午流注针法的要求，又是做好子午流注针法继承和创新工作的要求。

继承方面，应对古代医家子午流注学术特点进行全面研究，避免以偏概全，以点带面。如笔者通过对阎明广纳甲法和徐凤纳甲法的比较，认为阎明广纳甲法更加符合子午流注针法取穴规律，但今之教材、开穴软件、开穴器具、论文、专著、临床研究等论及阎明广纳甲法者极少。对待古代医家之学术主张，在无法判断其真伪之时，我们应客观而全面地呈现，同时提倡学术争鸣。

创新方面，笔者认为子午流注针法的精髓除了告诉了我们应在何日何时开某穴治疗，还为我们建立了一个时空针法的应用范例，引导我们对人体经脉气血流注规律的研究和应用。如对于人体经脉气血的流注规律，古之昼夜节律、十日节律是在 1000 多年前的环境中总结得出的。在今天的社会环境中，这些节律是否依然？虽然不少医家通过实验研究和临床观察，得出了基本吻合的结果，但是这不能代表全部。我们应结合当今之自然、社会环境进一步探寻人体经脉气血流注规律、病证与时间规律、防治时间规律等，临床应用不可拘泥于机械推算，应知常而达变。

五、论子午流注针法质疑

自金代阎明广著《子午流注针经》（1153 年）系统阐述子午流注针法以来，历代不少医家对子午流法针法提出了质疑。他们提出了哪些质疑？是否值得商榷？今后应当怎么发展？这些问题值得我们关注和思考。

（一）古代医家质疑

1. 汪机斥之为"臆说"

明代医家汪机著有《针灸问对》（1530 年），该书对子午流注针法进行了严厉的批判。他在转载子午流注针法之后，曰："此皆臆说，《素》《难》不载，不惟悖其经旨，所说亦自相矛盾多矣。"

其质疑有五：一是无所谓阳日阳时阳穴开、阴日阴时阴穴开之说；二是经脉腧穴五行属性"颠倒错乱"；三是穴性"乱经"；四是"谓阳日气先血后，阴日气后血先，此亦不通之论"；五是纳甲法与养子时刻法开穴各不相同，"赋与韵出于一人……二说俱与《素》《难》不合，无用其法"。

2. 马莳疑其"非轩岐之本旨"

明代医家马莳著《黄帝内经灵枢注证发微》（1586 年），疑子午流注针法之气血流注"非轩岐之本旨"。他主要质疑纳子法昼夜气血流注规律：一是认为《内经》"并非言手太阴行于寅时"，"殊不知纪漏者，必始寅初一刻，而经脉运行之始，始于肺经，谓之始于寅时一刻则可，若泥定肺经止行于寅时则非也"；二是每经长短、穴数不一，"如果十二经分配十二时，则一时止行得一经……又何以能十二时之一万三千五百息，脉行八百一十丈，而五十度周于身也……又缪之缪矣"。

3. 张景岳等视为"失经旨也远矣"

张景岳著《类经》（1624 年），认为子午流注纳子法"失经旨也远矣"。他认同马莳的观点，"后世子午流注针灸等书，因水下一刻之纪，遂以寅时定为肺经，以十二时挨配十二经，而为之歌曰：肺寅大卯胃辰宫，脾巳心午小未中，膀申肾酉心包戌，亥三子胆丑肝通"，认为"此其长短多寡，大相悬绝，安得以十二经均配十二时？其失经旨也远矣，观者须知辨察"。

张景岳还对徐凤纳甲法之"三焦亦向壬中寄，包络同归入癸方"提出质疑，认为"三焦阳腑须归丙，包络从阴丁火旁"。清代李学川著《针灸逢源》（1817 年）支持张景岳观点。

晚清李盛卿与其夫人著《脉度运行考》（1898 年），针对十二经配十二时的问题，指出应考虑督脉和任脉的运行，即"以人生经脉度数……长短既已悬殊，安能以有定之十二时辰，配长短各殊之十二经络，置督、任脉于不论乎"？

（二）当代医家质疑

1. 起源不明，疑为杜撰

王鹏等认为子午流注是一个完全出于杜撰的错误学说。其认为金代何若愚之前，《内经》以下，全无此种流注之说；宋代众多医者对中医五运六气进行了极为机械的理解与应用，何氏继续将其错误延续到针灸学中；子午流注处处可见运气推算法生搬硬套的痕迹，错误之多，几近不可思议。

2. 经脉气血运行疑与经旨不合

卓廉士从卫气运行的角度，一是认为何氏经气流行的先后次序舍卫气而求营气，显然与"审察卫气"的宗旨不符；二是子午流注与营卫运行的周数不符；三是子午流注忽视了经脉长度、流经时间；四是气行速度、呼吸至数不符。聂道芳等认为子午流注以十二经脉气血循行流注和标本根结理论为基础，但二者却在气血循行上存在矛盾之处，表现在前者既可呈向心性，又可呈离心性，但后者却表现出典型的向心性；同时认为十二时辰与十二经脉的划分无理论依据。彭增福认为子午流注置"五十营"于不顾，提出了"十二经行十二时"的新理论实为不妥。苏亚等也质疑各条经脉长短不一，为何气血流注时间相同？

3. 穴性、干支、五行疑不统一

王继、聂道芳等认为子午流注针法存在着腧穴穴性不统一性。如胃火牙痛选内庭为主穴，内庭为胃经荥穴，"荥主身热"，降泻胃火，穴性偏泻。若辛日戊戌时胃虚疼痛亦开内庭，虚证却开出一个以泻为主的穴位，这样使腧穴穴性不统一。

彭增福认为子午流注的理论支柱——干支，不属中医理论范畴，纳甲法等没有医学理论依据，纳支法中的脏腑与十二支的配合规律也与中医理论不相符。郑占武等认为现行的十二支与经脉的关系，可能是以地支顺序来表示经脉参与八卦对应关系的序数编号，如同今天用1、2、3等来代表某一事物序号一样，并不存在什么节律关系，没有实际应用价值。

张树剑认为，《灵枢·本输》的五输穴五行配属，《难经》"经言虚者补之，实者泻之，不实不虚，以经取之"，将这两者结合推演出的补泻方法，与针刺补泻的初始意义已经相去甚远。

4. 开穴方法疑有矛盾

何建基认为一是"阳进阴退"不合理，因为"天地万物不进则退，进则衍生，退则灭亡"，且自身有矛盾；二是认为阳日阳时开阳穴，阳穴未开完，已经是第二天的阴日等理论存在着自相矛盾；三是合日互用，五运只有年干化合，无日干化合之法；四是返本还原不合理，认为"三焦寄于壬，心包寄于癸"不妥。王鹏等、聂道芳等认为"阳日阳时开阳经穴，阴日阴时开阴经穴"是"杜撰"或"矛盾"。

杨晓琳等、胡剑北等认为纳甲法、纳子法等多种方法的推算结果取穴不相同，这样便出现同一时间气血流注的唯一性与开穴多样性的矛盾。

5. 疑与辨证论治不协调

杨晓琳等、贺小洁、常小荣等认为：一是子午流注按时开穴和定时开穴与中医辨证论治理论不协调；二是重视时间在疾病中的作用，而很少考虑个体和疾病的差异；三是拘泥于按五输穴与五行关系，有时无法与自然界气候变化相一致，可能没有办法取得最佳开阖穴位的时机；四是取穴量少，大量的穴位被废弃，不能充分利用；五是存在着疾病与当时所应开之时穴性矛盾的问题。

6. 认为现有研究存不足

张勇、李磊、刘春兰、宋爱利等认为子午流注针法研究存在"方法繁多、概念混乱""实验研究整体性欠缺"，以及"临床研究缺少严格科研设计""缺少治疗机理的分析"等问题。彭增福还指出可能有大量的阴性实验结果没能得到发表。

（三）讨论

1. 正视质疑的科学态度

由于时间久远，古代与当代所处的自然环境与社会环境、认识水平及思维方式等均有较大的差异，因此用现在的眼光看过去之子午流注针法必然有较多的疑问。面对这些疑问，我们一方面要认真倾听，勇于面对，不能回避；一方面也要客观分析，不能简单地用猜测或未公认的理论予以否定，更不能直接冠以"臆说""杜撰""谬误"。

比如子午流注针法的起源，说其为"杜撰"的理由若是"金代何若愚之前，《内经》以下，全无此种流注之说"，这就值得商榷。因为这期间有近 1000 年时间，谁能判断这期间就无此流注之说呢？在阎明广《子午流注针经》中不是提及有"贾氏"吗，而且"贾氏"之前是否还有他人呢？

再如纳甲法、纳支法、养子时刻法等多种开穴结果不一样的问题，笔者认为不能简单得出"相互矛盾"的结论。因为人体经脉气血流注不是一个单一的通道，而是一个复杂的系统，存在着主干、分支、交叉、代偿等特点。不同流派从不同视角观察和总结人体经脉气血流注，呈现出开穴的多样性，其正确与否、疗效如何，应到实践中去检验。

2. 不懈探索的创新之路

质疑不是目的，质疑是为了求真。这些质疑激励着我们不懈地探索，为我们打开了探索之窗。首先，对子午流注针法本身而言，它从何而来，理论依据是什么，应该怎么去检验，临床如何应用，未来怎么发展？这一系列的问题都有待深入研究。如纳甲法涉及的十日节律，现代时间生物学尚未揭示这类规律，这为我们提供了研究思路。又如子午流注的经脉、穴位与日、时的具体对应关系，这是最复杂也是最难解的问题，如何打破传统思维束缚，开创研究新局面，需要我们不懈努力。

其次，子午流注针法最大的价值在于为我们提供了一种中医时间医学的应用范式。人总是生活在一定的时间和空间之中，时间永不停息，生命不停地演绎着生、长、壮、老、已。生命旋律之中，时间规律奥秘无比。中医子午流注、五运六气、人神禁忌等，都是古人试图从不同角度揭示这些规律，值得我们珍惜和发展。结合当今的自然和社会背景，结合当代的科学技术，结合人体自身，探索个性化的人体生命节律，让我们更加健康和幸福，这是一条充满期待的创新之路。

六、子午流注网上取穴系统的研究与实践

子午流注针法有着悠久的历史、丰富的文化内涵、可信的临床效果，但由于推算复杂，严重影响了它的学术传承和临床推广应用。笔者通过分析现有的子午流注针法取穴工具和软件存在的缺点，归纳各开穴流派的特点，整理推算方法，基于 Web 技术开发设计子午流注网上取穴系统，为子午流注针法的学术传承和临床推广应用探索一条新途径。

（一）现状

现有的子午流注针法的取穴工具或软件，主要有推算卡、推算转盘、推算钟、推算软件等多种成果。这些取穴方法的模式为 要求 → □ → 结果 ，主要是对推算过程进行了封装，为应用者省去了复杂的推算过程，为子午流注针法的推广应用作出了贡献。

这些成果也有其不足之处：一是存在采用的时间标准模糊不清等问题，有悖于子午流注针法之本源；二是依据的开穴方法较单一，未能反映出子午流注各流派的开穴方法，不利于对各种开穴方法进行比较和选择性使用，不利于学术传承；三是取穴方法处于封闭状态，不能进行动态更新，互动性差；四是应用者需要一定的成本投入；五是没有给应用者搭建交流平台。

随着现代互联网的普及，在网上进行学习、办公、购物等成了平常事，这为我们研究如何推广子午流注针法提供了现代化的平台。据查新，当前互联网上无子午流注在线取穴网站。因此，设计开发子午流注网上取穴系统十分必要。

（二）系统的技术创新

1. 纳入多个开穴流派，倡导学术争鸣

子午流注针法有多个开穴流派，传统的子午流注推算盘、推算卡片

等取穴工具由于载体限制，能查询的开穴流派较少。本系统借助于计算机技术，同时纳入3种纳子法（本经补母泻子法、他经补母泻子法、一日六十六穴法）、2种纳甲法（徐凤纳甲法、阎明广纳甲法），以及灵龟八法、飞腾八法共7种开穴流派的取穴，为学习者和应用者提供多个开穴流派的取穴，倡导学术争鸣，利于学术的全面传承。

2. 采用真太阳时取穴，遵循子午本源

采用什么样的时间标准，直接关系到时辰干支的推算，关系到开穴的结果，这是子午流注针法的关键。子午流注针法采用的时间标准主要有三种，即北京时间、地方平太阳时、真太阳时。

人与天地相参，与日月相应，人体气血的流注受到所处时空的影响，与当地的天地日月变化相关。根据子午流注针法的起源和特点，笔者认为子午流注针法应采用真太阳时作为时间标准。笔者引用葛民勤公式，简化了日天干推算程序，同时引用全国2200多个城市的经度和多个计算公式，较好地解决了北京时间与真太阳时的换算问题。

3. 打破单一取穴模式，丰富应用途径

子午流注针法有"按时取穴"和"择时取穴"两种取穴模式。

"按时取穴"模式是根据患者就诊的时间，按照就诊时间取穴，其取穴思路为就诊北京时间→真太阳时辰干支→子午流注取穴→根据病证选穴或配穴治疗。

"择时取穴"模式是根据患者病情，辨证归经，按照各流派取穴规律确定开所病之经某穴的时间，预约该时间开穴治疗。该法取穴思路为患者病证→归经选穴→计算所选穴的开穴的日、时干支→开穴的北京时间→预约进行治疗。

4. 基于 Web 技术设计，填补相关空白

系本统基于 Web 技术，综合使用 Potoshop、Flash、Frongpage 等软件进行设计制作，应用 Javascript 语言开发取穴核心模块，编写了 2000 多行控制程序实现真太阳时与北京时间换算、日时干支计算、多种智能取穴、腧穴查询等功能。

网站设计遵循风格简洁、层次结构清晰、全程导航的原则，使用框架网页。通过在 IE、Netscape 等网页浏览器上运行调试，最后发布在互联网上，实现全球共享，填补了子午流注互联网在线取穴网站的空白，为子午流注学习者和应用者提供公共平台。

本系统具有运行条件低、操作方便、运行快速、结果准确的特点。应用者在互联网环境下（若不能上网，也可安装在本地计算机上进行取穴），只要能浏览网页（包括用手机上网）就可运行，无须另外安装软件，操作程序一看就会，使用较方便。本系统通过了科技成果鉴定，经部分学校和医院针灸科试用，反响较好。

（三）讨论

子午流注针法的实质是在针灸取穴治疗时，根据人体气血运行与时间、地域的对应关系，因人、因时、因地制宜。它是中医整体观、天人相应学说的具体应用，具有完整的理论体系和丰富的实践经验。刘力红教授认为："传统中医实际上是一门真正的时间医学，或者称时相医学。"子午流注针法是其中的重要组成部分。在教学时要渗透这种时空和变化的观点，在临床上要善于发现新的时间规律、创新性地应用这种针法，最终实现子午流注针法的继承和创新。

七、五运六气针法辨析

自唐代王冰注《素问》补入运气七篇以来，五运六气理论便被广泛应用于临床。历史上，陈无择、黄元御、张元素、张子和、刘纯等医家结合临床实践，创立了近60首五运六气方剂。虽然早在《素问·刺法论》已论及五运六气针法，但遗憾的是，后学者论之较少。如在近60年五运六气研究中少有提及，或有论及者也多为转述《素问·刺法论》之说，少有创新。笔者试从五运六气针法的源流、刺法进行辨析，探讨五运六气针法的原理及创新思路。

（一）学术源流

1. 源流

中医五运六气重在揭示主运与客运、主气与客气、五运与六气的气化运动对人体的影响，这些影响虽然复杂，但是存在着一定的规律性。古之医家根据其规律，拟定了相应的预防和治疗法则。在诸多防治方法中，针灸是一种重要的方法。《素问》两遗篇《刺法论》《本病论》专题论述了如何结合五运六气理论进行针刺之法，明代高武《针灸素难要旨》载有补遗篇"气交暴郁刺""司天不迁正刺""司气有余不退位刺""司气失守刺"及"全真刺"，现代吴棹仙著《子午流注说难》和今之田合禄等略有发挥。

2. 学术特点

上述文献主要从客气运化失常的角度进行了论述。一年六客气运化，依次为初之气（在泉左间）→二之气（司天右间）→三之气（司天之气）→四之气（司天左间）→五之气（在泉右间）→终之气（在泉之气）。到了下一年，旧年的初之气、二之气、三之气、四之气、五之气、终之气依次成为新年终之气、初之气、二之气、三之气、四之气、五之气。这种规律，可概括为"年进客气退"，即年加一岁，六客气依次退一位成新年之六客气。如 2013 年为癸巳年，2014 年为甲午年，2015 年为乙未年，六客气情况见表 3-10。

表 3-10　2013 年、2014 年和 2015 年六客气比较

六气	初之气	二之气	三之气	四之气	五之气	终之气
六气关系	在泉左间	司天右间	司天	司天左间	在泉右间	在泉
2013年	阳明燥金	太阳寒水	厥阴风木	少阴君火	太阴湿土	少阳相火
2014年	太阳寒水	厥阴风木	少阴君火	太阴湿土	少阳相火	阳明燥金
2015年	厥阴风木	少阴君火	太阴湿土	少阳相火	阳明燥金	太阳寒水

这种新旧的更迭有三种情况，即迁正、退位、升降。迁正，即旧年的司天左间迁正为司天，旧年的在泉左间迁正为在泉；退位，即旧年的司天退位为司天右间，旧年的在泉退位为在泉右间；升降，即旧年的在泉右间升为司天左间，旧年的司天右间降为在泉左间。

《素问》的《刺法论》《本病论》主要阐述了在客气失常情况下的针刺法。客气是否失常，关键在于其迁正、退位、升降是否正常。若左间不予及时迁正，或司天、在泉不予及时退位，或右间不予及时升降，即为气化失常，如果人体正气虚弱则多发为病。临床应遵循五运六气之理，洞悉气化规律，方可提高疗效。

（二）刺法辨析

1. 治升降失常刺法

《素问·刺法论》载："升降不前，气交有变，即成暴郁。"

（1）助升刺法

在正常情况下，旧年在泉右间当升为新年司天左间，但该气受大运所抑，当升不升，使新年司天之左间未及时而至。经文刺法选穴见表3-11，析其规律为刺与该气五行属性相同的阴经（本经或表里经）的本穴（五输穴中五行属性与本经五行属性相同的穴位，下同）以解抑。

表3-11　助升刺法选穴表

不升之气	厥阴风木	君火相火	太阴湿土	阳明燥金	太阳寒水
经脉	足厥阴之井	手厥阴之荥	足太阴之输	手太阴之经	足少阴之合
五行	木	火	土	金	水
选穴	大敦	劳宫	太白	经渠	阴谷
年支	卯酉	辰戌、子午	巳亥	丑未	寅申

（2）助降刺法

旧年司天右间气受大运所抑，当降不降，使新年在泉之左间未及时而至。经文刺法选穴见表3-12，析其规律为刺其所不胜之阴经井穴及其表里经之合穴以解抑。

表3-12　助降刺法选穴表

不降之气	厥阴风木	君火相火	太阴湿土	阳明燥金	太阳寒水
经脉	手太阴之井 手阳明之合	足少阴之井 足太阳之合	足厥阴之井 足少阳之合	手厥阴之井 手少阳之合	足太阴之井 足阳明之合

不降之气	厥阴风木	君火相火	太阴湿土	阳明燥金	太阳寒水
经脉五行	金	水	木	火	土
取穴	少商 曲池	涌泉 委中	大敦 阳陵泉	中冲 天井	隐白 足三里
年支	子午	丑未 卯酉	寅申	辰戌	巳亥

2. 治迁正、退位失常刺法

（1）助司天迁正刺法

因旧年司天复布，使旧年司天之左间在新年未及时迁正为司天，致未及时迁正之气郁塞。经文刺法选穴见表3-13，析其规律为刺与未迁正之气五行属性相同的经脉五输穴之荥穴以助迁正。

表 3-13　助司天迁正刺法选穴表

未迁正之气	厥阴风木	少阴君火	太阴湿土	少阳相火	阳明燥金	太阳寒水
经脉	足厥阴之荥	手厥阴之荥	足太阴之荥	手少阳之荥	手太阴之荥	足少阴之荥
经脉五行	木	火	土	火	金	水
取穴	行间	劳宫	大都	液门	鱼际	然谷
年支	辰戌	巳亥	子午	丑未	寅申	卯酉

（2）助在泉退位刺法

因旧年司天之气有余不退位，使旧年在泉之气未及时退位至右间。经文刺法选穴见表3-14，析其规律为刺与旧年司天之气五行属性相同的阴经五输穴之合穴以助旧年司天退位，旧年在泉则随之退位。

表 3-14　助在泉退位刺法选穴表

未退位司天之气	厥阴风木	少阴君火	太阴湿土	少阳相火	阳明燥金	太阳寒水
经脉	足厥阴之合	手厥阴之合	足太阴之合	手少阳之合	手太阴之合	足少阴之合
经脉五行	木	火	土	火	金	水
取穴	曲泉	曲泽	阴陵泉	天井	尺泽	阴谷
年支	巳亥	子午	丑未	寅申	卯酉	辰戌

3. 治司天在泉刚柔失守刺法

司天在泉之气，逐年更迭迁移，若某年的司天或在泉不能按时迁正，使司天在泉与主运的天干地支之间的刚柔失守，各时气候失去正常秩序，三年左右就会发生较大的疫病。经文刺法选穴见表 3-15，析其规律为在疫病将要发生之时，补大运所克之脏的背俞穴，泻本经之本穴。

表 3-15　治疫刺法选穴表

疫病	木疫	火疫	土疫	金疫	水疫
补穴	脾俞	肺俞	肾俞	肝俞	心俞
泻穴	足厥阴之出 大敦	手少阴之溜 少府	足太阴之注 太白	手太阴之行 经渠	足少阴之入 阴谷
失常之 年举例	壬午 丁酉	戊申 癸亥	甲子 己卯	庚辰 乙未	丙寅 辛巳

4. 治天人重虚刺法

天人重虚指司天失守，即成天虚，若人体对应的脏也虚，此为天虚和人虚同遇。经文刺法选穴见表 3-16，析其规律为先刺与司天之气相通之脏相表里的阳经原穴，后刺与司天之气相通之脏的背俞穴。

表 3-16　治虚刺法选穴表

天虚	厥阴风木	君火相火	太阴湿土	阳明燥金	太阳寒水
人虚	肝虚	心虚	脾虚	肺虚	肾虚
先刺	足少阳 原穴丘墟	手少阳 原穴阳池	足阳明 原穴冲阳	手阳明 原穴合谷	足太阳 原穴京骨
后刺	肝俞	心俞	脾俞	肺俞	肾俞
年支	己亥	子午	丑未	卯酉	辰戌

（三）讨论

1. 察变以论治

中医运气学说阐述了运气的格局，这种格局存在着一定的变数，不是必然。《素问·至真要大论》说："时有常位，而气无必也。"《素问·五运行大论》言："天地阴阳者，不以数推，以象之谓也。"所以，临床应用不能只凭机械推算就言刺某穴或服某方，而应知常而达变，察变以论治。察变就是观察变化，观察五运六气对气候环境、对人的影响。如果观察到气化失常：一是对于未发病者，可以根据体质情况早做调理，达到治未病之功；二是对于已发病者，可以因时、因地、因人制宜，提高疗效。

如 2000 年为庚辰年，当年四季气候失常。《素问·刺法论》曰："假令庚辰，刚柔失守……三年变大疫……名曰金疠。"《素问·本病论》则言："其后三年化成金疫也，速至壬午，徐至癸未。"至 2003 年（癸未年），发生了 SARS（严重急性呼吸综合征）疫情。如果未染上疫疠，当先补肝俞，后刺经渠进行调理，具体为"先补肝俞，次三日，可刺肺之所行。刺毕，可静神七日，慎勿大怒，怒必真气却散之"（《素问·刺法论》）。如果已经染上疫疠，因病情较急，一方面急则治标，进行急救处理，另一方面应按古法进行治疗调理。

2. 争鸣促发展

在整理分析经文五运六气针法之后，笔者对五运六气针法尚存疑问。

（1）取穴之理尚有不解之处

如助升刺法，当厥阴风木受大运所抑，当升不升，经文言刺被抑之气，应之人体则取足厥阴肝经木穴进行治疗，因为肝经既是厥阴经又属木经，其五输穴之木穴是大敦穴，此理可通。按此理，阳明燥金当升不升，为何不取手阳明大肠经商阳穴进行治疗？因为阳明经属金的经脉是大肠经，商阳是其五输穴之金穴。但经文取穴却是手太阴金穴经渠。再者君火或相火当升不升，经文提出均取手厥阴火穴劳宫穴，为何不取手少阴火穴少府穴或手少阳三焦火穴支沟穴进行治疗。另外，既然是受大运所抑，可不可以刺大运以治本，如"木欲升而天柱窒抑之"，即厥阴风木受金运所抑，可否调理肺、大肠两经，如刺其原穴（太渊、阳溪）或本经本穴（经渠、商阳）等。笔者提出此类问题，并非轻易否定五运六气针法之意，实为引发更多的思考。笔者曾在论述子午流注针法时指出同样观点，即对待经典既要做好继承，又要做好创新。继承方面要力求全面认识，避免以偏概全，以点带面；创新则需深谙其理，不拘泥于古地进行完善和发展。

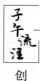

（2）针刺之法尚有缺失之处

如经文论述迁正的情况，只论述了司天不迁正，未论述在泉左间未及时转为在泉的刺法；论述退位的情况，只论述了在泉退位失常刺法，未论述司天未及时转为司天右间的刺法。这说明经典五运六气针法对于六气失常的论治尚不完整。另外经文也未针对五运太过或不及提出具体针刺之法。历代医家依据五运六气理论创制了较系统的方剂治疗方案，如《普济方》载有丰富的运气内容，它详细描述了一个甲子60年的运气情况，包括每一年的司天、在泉、中运太过不及、天气、物候、民病、治则、方剂等。但遗憾的是，目前五运六气针法尚未形成系统。由此，我们便找到了一条五运六气针法的创新发展之路。考虑到五运、六气及其运气同化中各种气化的相互影响非常复杂，如果单独论述五运失常或六气失常如何针刺则缺乏全面性和系统性。所以，为了便于推广应用，笔者建议按照一个甲子60年的顺序进行较系统的论述，以期完善五运六气针法。

（3）在当代科学背景下如何发展

运气学说是古人研究天象、气象、物候和人体生理病理之间关系及其规律的学说。它的产生不是空穴来风，而是大约在2000年前的科学背景下产生的。时至今日，人类对天象、气象、物候规律有了更多认识，如对太阳、月亮、木星、火星、土星、金星、水星等天体影响地球的规律有一些新的发现，再如现在的天气预报比较准确，这对于我们的生产、生活和疾病的防治具有较强的指导作用。这些现代科学与传统五运六气之间的结合点在那里？因此我们不能只看过去，不能把经典当作"万能钥匙"，要与时俱进，以开放的心态，努力寻找传统五运六气与现代科学的结合点，不断探索人与自然、人与社会的和谐发展之道。

第 四 章　取穴软件与取穴器具的创新

一、概述

子午流注针法虽然有着悠久的历史、丰富的文化内涵、可信的临床效果，但由于义理深奥，涉及阴阳五行、天干地支、经络腧穴、脏腑理论、辨证论治等内容，加之子午流注流派较多，各种开穴方法有所差异，故学习起来比较困难，这严重影响了子午流注针法的学术传承和临床推广应用。

为了解决这一矛盾，众多学者致力于对子午流注取穴方法进行研究，形成了子午流注简便推算法、推算卡片或表、推算转盘、推算钟、推算软件等多种成果。这些取穴方法的模式为 要求 → □ → 结果 ，主要是对推算过程进行了封装，为应用者省去了复杂的推算过程，为子午流注针法的推广应用作出了贡献。

围绕子午流注推算的两大难点——日干支和时干支的推算、每个日时干支对应取穴推算，学者们采取简单的图表、推算盘、推算钟、取穴网站、取穴 App、取穴文化展示品和工艺品等取穴途径，使子午流注针法越来越方便，越来越快捷。

二、绘制《子午流注环周图》

在 1955 年全国政协会上，重庆市中医院首任院长吴棹仙向毛主席敬献《子午流注环周图》，成为毛主席关心支持中医药事业的一件标志性事件。1958 年 10 月 11 日，毛泽东同志批示："中国医药学是一个伟大的宝库，应当努力发掘，加以提高。"

吴棹仙老先生精研医学经典，曾师从针灸大师许直礽，得子午、灵龟针法真传。为了便于大家应用子午流注针法，他创新性地绘制了《子午流注环周图》，应用者能直观地查询某日某时取何穴治疗，这开创了当代化繁为简地进行推广应用子午流注针法的新纪元。

子午流注环周图较以往的歌诀有两方面创新：一是将原歌诀中零散的

各日时干支子午流注取穴进行了系统化归纳；二是以环周图的形式呈现，具有较强的美感，方便查询，这为以后的推算器具开发奠定了基础。

三、研制子午流注取穴盘

1988 年杨玉亭研制了子午流注取穴盘，是一种子午流注纳甲法（徐凤法）、飞腾八法、灵龟八法逐日按时开穴盘。它由直径不等的两块同心圆盘组成，底盘可相对外盘转动，底盘上有日干支与所对应三种开穴方法的穴位，按六十甲子将底盘均分成六十个相等的扇形，外盘上有表示十二时辰的十二地支及对应的现在时间，按一定方法转动两盘，即可通过取穴孔看到相应的开穴。

该装置对子午流注取穴方法做了改进，采用了多盘联动，并增加了日干支的推算功能，使用起来更加方便。

四、发明子午流注取穴钟

张国馨在 1985 年发明了"子午流注钟"（专利号 CN85201626），该钟由干支时钟和子午流注纳甲法按时开穴盘组成，即将日干支、时干支、时间和按时所开输穴组合在一起。它能自动准确地反映出每日每时的干支和人体经气按纳甲法运行的普遍规律。它不仅能当时钟使用，还可用于历法查询和时间医学治疗。

该钟实现了即时取穴功能，但不具备人机对话功能，同时也未解决各地时区取穴的问题。

五、开发子午流注取穴软件和网站

1999 年，苏绪林基于 VFP 语言开发了子午流注取穴网站，取名"杏林花果－Ⅰ号"，实现了人机对话功能，但只是单机版。从 2006 年起，其致力于基于互联网技术开发子午流注取穴网站，开发了"子午流注网上取穴系统"，经多次改版升级，目前已较为成熟，取得计算机软件著作权证书，获得重庆市万州区科技进步奖二等奖，重庆市中医药科技成果奖三等奖。该网站具有 4 个方面的创新点或特点。

一是该网站基于 Javascript 技术开发设计而成，发布到互联网上推广应用，具有交互性强、操作简单、使用方便、成本低廉等特点，并免费开放，实现全球共享。这在当时是填补了互联网上无在线子午流注取穴网站的空白。

二是该网站用真太阳时作为子午流注针法取穴时间标准，更加符合子午流注针法的取穴规律，使子午流注针法回归正统。

三是该网站同时采用"按时取穴"和"择时取穴"两种取穴模式，真正按医生门诊诊疗（按时取穴）和病房预约诊疗（择时取穴）两种诊疗模式进行开发设计。这样设计符合实际使用的需求。

四是该网站实现了徐凤纳甲法、阎明广纳甲法、本经纳子法、他经纳子法、灵龟八法、飞腾八法、一日六十六穴法等 7 个子午流注取穴流派的取穴方法，具有取穴方法多、实现形式丰富等特点。

六、开发子午流法取穴App

随着手机的普及，人们逐渐习惯于移动泛化的学习与应用。虽然取穴网站也能实现用手机查询和阅读，但在手机端输穴网址和显示体验效果不理想。基于此，李均宇等于 2013 年开发了手机 App"中医子午流注软件"，用真太阳时取穴，能实现子午流注纳甲法（徐凤法）、纳子法、灵龟八法、飞腾八法、穴位反推等查询功能。2018 年，苏绪林设计了新版的子午流注取穴软件，请成都大山科技公司进行了程序优化，同时实现了所开之穴的取穴图示指导。

七、研制子午流注针灸人模型

尹振坤等于 2000 年研制了子午流注针灸人模型，由人体模型、控制电缆线和机箱构成，机箱的外壳上设有北京时数码管、地方时数码管、子午时空、负载开关、时间设置、正常开关、复位、单经控制、电源开关、主穴开关和校时开关，机箱内设置子午流注系统中控电路。该模型选穴时参照定位不易出现偏差，动态演示全部穴位，查穴方便准确，设备运行时可自动切换经脉，演示穴位开阖。

该模型结合针灸人模型，实现了子午流注针法开穴的自动化显示，这较其他子午流注取穴器具更加直观、形象。但该模型存在着开穴法较单一的缺点。

八、研制子午流注推算展示盘

为了更好地推广中医时间医学，更直观地呈现子午流注针法的奥秘，弘扬中医药文化，苏绪林于 2013 年在重庆三峡医药高等专科学校建设"三峡中医药文化馆"之际，研制了适用于陈列展示的"子午流注取穴转盘"（黄铜和木质结构），并获得了实用新型专利和外观设计专利。

该器具能查询 2001～2060 年每日每个时辰的子午流注纳甲法（徐凤法、阎明广法）、纳支法（本经、他经）、灵龟八法、飞腾八法的取穴情况。若已知日干支，无论何年均可查询。目前，该器具仅为重庆三峡医药高等专科学校所有。该器具有大、小转盘各一个：大者直径有 100cm，放在中医药文化馆，供参观交流使用；小者直径有 60cm，放在中医实训中心，供教学使用。该器具较一般的子午流注推算盘，其创新点在于以下几方面：

一是增加了阎明广纳甲法取穴，新增了一个取穴流派，丰富了取穴方法，为临床提供了新的取穴途径。

二是增加了真太时修正值，为临床提供真太阳时取穴的换算值，减少了取穴时辰的误差。

三是增加了六十甲子的序号标注，增加了 2001～2060 年顺序查询，增加了开穴标示，应用者查询时能快速查询对应时辰的取穴情况，单次查询时间较现有的传统手动取穴器具缩短了近 60 秒，极大地提高了查询效率。

四是将现有推算器具中灵龟八法、飞腾八法取用数字代号标示改为直接穴位，减少了数字对应穴位的中间环节，利于提高查询效率。

五是艺术化地表达，直观地呈现，创新了中医教学模型的制作，创新了中医文化的展示和宣传推广途径。

九、研制子午流注竹简

看到现有子午流注取穴器具多拘泥于钟表盘面式的圆形设计，制作相对较复杂，易于变形等问题，同时考虑到现有的圆形器具需要 2～3 个盘面配合才能完成推算，使用起来也较为复杂，苏绪林打破圆形设计局限，结合中国传统文化的竹简元素，研制了"书简式子午流注取穴器具"，获得了实用新型专利。其创新点有以下两方面：

一是该器具为传统取穴器具，故障率低，生产成本、维修成本较低，使用年限长，改进了现有电子取穴器具依赖电力运行、在运行过程中易产生故障，生产成本较高、一般使用年限不长等缺点。

二是采用方形和线性设计：一方面易于生产，且可以卷形折叠，不易发生变形，易于携带和贮藏，改进了现有的圆形钟表盘面式设计生产制作较难、处于圆面内圈的文字不易布局、易发生变形、不方便携带和贮藏等缺点；另一方面使用时从左到右查询，符合人体力学特点，改进了现有推算盘多个盘面交叉重叠、易于混淆、使用不便等缺点。

十、发明子午流注日晷仪

受到中国传统授时仪器日晷仪的启发，苏绪林于 2016 年设计了"真太阳子午流注纳支法取穴器"，取穴随光影而动，直观明了；2024 年制作了金属模型放置于学校仁心湖东侧。其创新点有以下几方面：

一是将赤道日晷与子午流注纳子法取穴盘有机结合，较好地实现了真太阳时的获取，减少取穴误差，更加符合子午流注针法的本源。

二是增加子午流注纳子法他经补母泻子法的内容，同时可以便捷地查询本经本穴、原穴、本经补母泻子法之补法穴位与泻法穴位，丰富了取穴内容，为临床治疗提供更多参考。

三是增加了取穴盘的三叶形装饰，增强了美感。该器具可广泛用于医药院校、医院、学校的教学、临床、中医药文化传播等，可做成雕塑、教具、礼品等。

第 五 章　子午流注开穴速查法

一、速查方法

为便于临床应用查询，笔者特将正文中的表格集中于此，并附相关说明。

第一步：速算日干支

据表查询年元旦干支数、日期干支数。日干支数 = 元旦干支数 + 日期干支数 –1（闰年 2 月 28 日以后不减）÷60 的余数。

例：速算 1949 年 10 月 1 日天干

1. 查表 5–2 得 1949 年的元旦干支数为 28。

2. 查表 5–3 得 10 月 1 日的日期干支数为 34。

3. 算出日干支数 =28+34–1=61，61÷60 的余数为 1。

4. 查表 5–1，1 为甲子，则 1949 年 10 月 1 日为甲子日。

第二步：速算时辰干支

据当地经度，查出各日期真太阳时修正值，即可算出真太阳时，然后查询表 5–5 即得时辰干支。

例：速算重庆市万州区 2019 年 6 月 23 日 13：31 的时辰干支

1. 用第一步方法速算出日干支数为 28，辛卯。

2. 查表 5–4，知 6 月 23 日真太阳时修正值为 –1.7 分钟。

3. 重庆市万州区此时真太阳时 =13 时 31 分 –46.6 分（这是重庆市万州区的常值）–1.7 分 =12 时 43 分。

注：万州经度为 108.35°，故万州区与北京时间的平太阳时之差 =4 分 ×（108.35–120）=–46.6 分。对一个地方而言，这是个常值，只需算一次记住即可。

4.12 时 43 分属 11～13 时段，当日为辛日，查表 5–5 知此时为甲午时。

第三步：取穴查询

（一）按时取穴

根据算出的日、时干支，再查相应的开穴表，可快速获得相应方法的开穴。

例：某患者于 2019 年 6 月 23 日 13：31 在重庆市万州区某医院门诊部就诊，用子午流注针法应取何穴治疗？

1. 前述已经算出患者就诊的日时干支为辛卯日甲午时。

2. 徐凤纳甲法开穴：查"徐凤纳甲法按时取穴表"，为闭穴状态，合日互用查丙日午时为闭穴。

3. 阎明广纳甲法开穴：查"阎明广纳甲法按时取穴表"，为闭穴状态，合日互用查丙日午时为闭穴。

4. 本经纳子法：查"本经纳子法取穴表"，午时为心经流注，先取本经本穴少府穴和原穴神门穴治疗，再辨证取穴。

5. 他经纳子法：查"他经纳子法取穴表"，午时为心经流注，先取本经本穴少府穴和原穴神门穴治疗，再辨证取穴。

6. 灵龟八法：查"灵龟八法取穴表"，辛卯日甲午时开外关穴，再辨证取穴。

7. 飞腾八法：查"飞腾八法取穴表"，辛卯日甲午时开公孙穴，再辨证取穴。

（二）择时取穴

根据就诊者病证之主证脏腑及虚实，查表选择好穴位和时间，择时开穴治疗。

例：某患者于 2019 年 6 月 23 日 13：31 在重庆市万州区某医院门诊部就诊，诊断为脾虚证，用子午流注针法应在何时取何穴治疗？

1. 前述已经算出患者就诊的日时干支为辛卯日甲午时。

2. 徐凤纳甲法开穴：首开脾经井穴隐白穴，查"徐凤纳甲法择时取穴表"，当在己日巳时首开井穴隐白治疗。就诊日为辛日，距下一个己日还有 8 天，23 日后 8 天即 7 月 1 日的真太时巳时（11 时 43 分～13 时 43 分）取穴隐白穴，然后依次每隔 2 个时辰（4 个小时）取穴鱼际、太溪与太白、中封、少海、间使。

3. 阎明广纳甲法开穴：首开脾经井穴隐白穴，查"阎明广纳甲法择时取穴表"，当在己日巳时首开井穴隐白治疗。就诊日为辛日，距下一个己日还有 8 天，23 日后 8 天即 7 月 1 日的真太时巳时（11 时 43 分～13 时 43 分）取穴隐白穴，然后依次每隔 2 个时辰（4 个小时）取穴鱼际、太白、中封、少海、心包五输（中冲、劳宫、大陵、间使、曲泽）。

4. 本经纳子法：查"本经纳子法取穴表"，脾经在巳时流注，实证在巳时取穴治疗，今日巳时已过，明日真太阳巳时（9 时 47 分～11 时 47 分）取穴商丘治疗；虚证在午时取大都穴治疗，此时可施治，也可预约至明日午时（11 时 47 分～13 时 47 分）治疗；若虚实夹杂或时辰已过，可在巳时取本经本穴少府穴和原穴神门穴治疗，再辨证取穴。

5. 他经纳子法：查"他经纳子法取穴表"，脾经在巳时流注，实证在巳时取穴治疗，今日巳时已过，明日真太阳巳时（9 时 47 分～11 时 47 分）取穴经渠治疗；虚证在午时取少府穴治疗，此时可施治，也可预约至明日午时（11 时 47 分～13 时 47 分）治疗；若虚实夹杂或时辰已过，可在巳时取本经本穴少府穴和原穴神门穴治疗，再辨证取穴。

二、开穴速查表

表 5-1～表 5-8 为子午流注针法开穴常用速查表。

表 5-1　六十甲子序数对照表

1	2	3	4	5	6	7	8	9	10
甲子	乙丑	丙寅	丁卯	戊辰	己巳	庚午	辛未	壬申	癸酉
11	12	13	14	15	16	17	18	19	20
甲戌	乙亥	丙子	丁丑	戊寅	己卯	庚辰	辛巳	壬午	癸未
21	22	23	24	25	26	27	28	29	30
甲申	乙酉	丙戌	丁亥	戊子	己丑	庚寅	辛卯	壬辰	癸巳
31	32	33	34	35	36	37	38	39	40
甲午	乙未	丙申	丁酉	戊戌	己亥	庚子	辛丑	壬寅	癸卯

41	42	43	44	45	46	47	48	49	50
甲辰	乙巳	丙午	丁未	戊申	己酉	庚戌	辛亥	壬子	癸丑
51	52	53	54	55	56	57	58	59	60
甲寅	乙卯	丙辰	丁巳	戊午	己未	庚申	辛酉	壬戌	癸亥

表 5-2　年元旦干支数表

年份	干支数	年份	干支数	年份	干支数	年份	干支数	年份	干支数
1901	16	1902	21	1903	26	1904	31闰	1905	37
1906	42	1907	47	1908	52闰	1909	58	1910	3
1911	8	1912	13闰	1913	19	1914	24	1915	29
1916	34闰	1917	40	1918	45	1919	50	1920	55闰
1921	1	1922	6	1923	11	1924	16闰	1925	22
1926	27	1927	32	1928	37闰	1929	43	1930	48
1931	53	1932	58闰	1933	4	1934	9	1935	14
1936	19闰	1937	25	1938	30	1939	35	1940	40闰
1941	46	1942	51	1943	56	1944	1闰	1945	7
1946	12	1947	17	1948	22闰	1949	28	1950	33
1951	38	1952	43闰	1953	49	1954	54	1955	59
1956	4闰	1957	10	1958	15	1959	20	1960	25闰
1961	31	1962	36	1963	41	1964	46闰	1965	52
1966	57	1967	2	1968	7闰	1969	13	1970	18
1971	23	1972	28闰	1973	34	1974	39	1975	44
1976	49闰	1977	55	1978	60	1979	5	1980	10闰
1981	16	1982	21	1983	26	1984	31闰	1985	37
1986	42	1987	47	1988	52闰	1989	58	1990	3
1991	8	1992	13闰	1993	19	1994	24	1995	29
1996	34闰	1997	40	1998	45	1999	50	2000	55闰
2001	1	2002	6	2003	11	2004	16闰	2005	22
2006	27	2007	32	2008	37闰	2009	43	2010	48
2011	53	2012	58闰	2013	4	2014	9	2015	14
2016	19闰	2017	25	2018	30	2019	35	2020	40闰
2021	46	2022	51	2023	56	2024	1闰	2025	7
2026	12	2027	17	2028	22闰	2029	28	2030	33
2031	38	2032	43闰	2033	49	2034	54	2035	59
2036	4闰	2037	10	2038	15	2039	20	2040	25闰
2041	31	2042	36	2043	41	2044	46闰	2045	52
2046	57	2047	2	2048	7闰	2049	13	2050	18
2051	23	2052	28闰	2053	34	2054	39	2055	44
2056	49闰	2057	55	2058	60	2059	5	2060	10闰

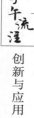

子午流注
创新与应用

年份	干支数	年份	干支数	年份	干支数	年份	干支数	年份	干支数
2061	16	2062	21	2063	26	2064	31闰	2065	37
2066	42	2067	47	2068	52闰	2069	58	2070	3
2071	8	2072	13闰	2073	19	2074	24	2075	29
2076	34闰	2077	40	2078	45	2079	50	2080	55闰
2081	1	2082	6	2083	11	2084	16闰	2085	22
2086	27	2087	32	2088	37闰	2089	43	2090	48
2091	53	2092	58闰	2093	4	2094	9	2095	14
2096	19闰	2097	25	2098	30	2099	35	2100	40

注：表中"闰"示该年为闰年。

表5-3 日期干支数表

日期	1月	2月	3月	4月	5月	6月	7月	8月	9月	10月	11月	12月
1日	1	32	60	31	1	32	2	33	4	34	5	35
2日	2	33	1	32	2	33	3	34	5	35	6	36
3日	3	34	2	33	3	34	4	35	6	36	7	37
4日	4	35	3	34	4	35	5	36	7	37	8	38
5日	5	36	4	35	5	36	6	37	8	38	9	39
6日	6	37	5	36	6	37	7	38	9	39	10	40
7日	7	38	6	37	7	38	8	39	10	40	11	41
8日	8	39	7	38	8	39	9	40	11	41	12	42
9日	9	40	8	39	9	40	10	41	12	42	13	43
10日	10	41	9	40	10	41	11	42	13	43	14	44
11日	11	42	10	41	11	42	12	43	14	44	15	45
12日	12	43	11	42	12	43	13	44	15	45	16	46
13日	13	44	12	43	13	44	14	45	16	46	17	47
14日	14	45	13	44	14	45	15	46	17	47	18	48
15日	15	46	14	45	15	46	16	47	18	48	19	49
16日	16	47	15	46	16	47	17	48	19	49	20	50
17日	17	48	16	47	17	48	18	49	20	50	21	51
18日	18	49	17	48	18	49	19	50	21	51	22	52
19日	19	50	18	49	19	50	20	51	22	52	23	53
20日	20	51	19	50	20	51	21	52	23	53	24	54
21日	21	52	20	51	21	52	22	53	24	54	25	55
22日	22	53	21	52	22	53	23	54	25	55	26	56

日期	1月	2月	3月	4月	5月	6月	7月	8月	9月	10月	11月	12月
23日	23	54	22	53	23	54	24	55	26	56	27	57
24日	24	55	23	54	24	55	25	56	27	57	28	58
25日	25	56	24	55	25	56	26	57	28	58	29	59
26日	26	57	25	56	26	57	27	58	29	59	30	60
27日	27	58	26	57	27	58	28	59	30	60	31	1
28日	28	59	27	58	28	59	29	60	31	1	32	2
29日	29	—	28	59	29	60	30	1	32	2	33	3
30日	30	—	29	60	30	1	31	2	33	3	34	4
31日	31	—	30	—	31	—	32	3	—	4	—	5

注：① 闰年2月28日以后加1。

② 日干支数=元旦干支数+日期干支数−1（闰年2月28日以后不减）÷60的余数。

表5-4　各日期真太阳时修正值表（单位：分钟）

日期	1月	2月	3月	4月	5月	6月	7月	8月	9月	10月	11月	12月
1日	−3.0	−13.1	−13.0	−4.8	2.3	2.2	−3.2	−5.8	0.3	10.6	16.2	10.5
2日	−3.4	−13.2	−12.8	−4.5	2.5	2.1	−3.4	−5.7	0.6	11.0	16.1	10.1
3日	−3.9	−13.4	−12.6	−4.2	2.6	1.9	−3.6	−5.7	0.9	11.3	16.1	9.8
4日	−4.3	−13.5	−12.4	−3.9	2.7	1.8	−3.8	−5.6	1.2	11.6	16.1	9.4
5日	−4.7	−13.6	−12.2	−3.6	2.8	1.6	−3.9	−5.5	1.6	11.9	16.0	9.0
6日	−5.1	−13.7	−12.0	−3.3	2.9	1.5	−4.1	−5.4	1.9	12.2	16.0	8.6
7日	−5.5	−13.8	−11.8	−3.1	3.0	1.3	−4.2	−5.3	2.3	12.4	15.9	8.2
8日	−5.9	−13.9	−11.6	−2.8	3.1	1.1	−4.4	−5.2	2.6	12.7	15.8	7.8
9日	−6.3	−14.0	−11.4	−2.5	3.1	1.0	−4.5	−5.1	3.0	13.0	15.7	7.4
10日	−6.7	−14.1	−11.1	−2.2	3.2	0.8	−4.7	−4.9	3.3	13.2	15.6	7.0
11日	−7.1	−14.1	−10.9	−1.9	3.2	0.6	−4.8	−4.8	3.7	13.5	15.5	6.5
12日	−7.5	−14.2	−10.6	−1.6	3.3	0.4	−4.9	−4.6	4.0	13.7	15.4	6.1
13日	−7.9	−14.2	−10.4	−1.4	3.3	0.2	−5.1	−4.5	4.4	13.9	15.2	5.7
14日	−8.2	−14.2	−10.1	−1.1	3.3	0.1	−5.2	−4.3	4.7	14.2	15.0	5.3
15日	−8.6	−14.2	−9.9	−0.9	3.3	−0.1	−5.3	−4.1	5.1	14.4	14.9	4.8
16日	−8.9	−14.2	−9.6	−0.6	3.3	−0.3	−5.4	−3.9	5.5	14.6	14.7	4.4
17日	−9.3	−14.1	−9.3	−0.4	3.3	−0.5	−5.5	−3.7	5.8	14.8	14.5	3.9
18日	−9.6	−14.1	−9.0	−0.1	3.3	−0.7	−5.6	−3.5	6.2	14.9	14.3	3.5

（续表）

日期	1月	2月	3月	4月	5月	6月	7月	8月	9月	10月	11月	12月
19日	-9.9	-14.1	-8.8	0.1	3.3	-0.9	-5.6	-3.3	6.5	15.1	14.0	3.0
20日	-10.2	-14.0	-8.5	0.3	3.2	-1.1	-5.7	-3.1	6.9	15.2	13.8	2.6
21日	-10.5	-13.9	-8.2	0.6	3.2	-1.3	-5.8	-2.8	7.2	15.4	13.6	2.1
22日	-10.8	-13.8	-7.9	0.8	3.1	-1.5	-5.8	-2.6	7.6	15.5	13.3	1.7
23日	-11.1	-13.8	-7.6	1.0	3.1	-1.7	-5.9	-2.3	8.0	15.6	13.0	1.2
24日	-11.4	-13.6	-7.3	1.2	3.0	-1.9	-5.9	-2.1	8.3	15.7	12.7	0.7
25日	-11.6	-13.5	-7.0	1.4	2.9	-2.1	-5.9	-1.8	8.7	15.8	12.4	0.3
26日	-11.8	-13.4	-6.7	1.6	2.8	-2.3	-5.9	-1.5	9.0	15.9	12.1	-0.2
27日	-12.1	-13.3	-6.4	1.7	2.8	-2.5	-5.9	-1.3	9.3	16.0	11.8	-0.6
28日	-12.3	-13.1	-6.1	1.9	2.7	-2.7	-5.9	-1.0	9.7	16.1	11.5	-1.1
29日	-12.5	—	-5.8	2.0	2.5	-2.9	-5.9	-0.7	10.0	16.1	11.2	-1.5
30日	-12.7	—	-5.5	2.2	2.4	-3.0	-5.9	-0.4	10.3	16.1	10.8	-2.0
31日	-12.9		-5.1	—	2.3		-5.8	-0.1	—	16.1	—	-2.4
若是闰年，从2月28日以后顺沿一天查询，如2月29日用3月1日的值												-2.9

注：① 当地真太阳时=北京时间+与北京时区时差+修正值。（某地与北京时区时差是常值=4分钟×（当地经度-120），如知重庆市万州区为东经108.35°，其与北京时区时差值为-46.6分钟。）
② 负数表示比当地平太时慢。

例：计算重庆市万州区2012年10月3日19时30分的真太阳时

查表5-4：10月3日真太阳时修正值=11.6分钟（闰年向后一日查）；万州区与北京时区时差值为-46.6分钟。故万州区真太阳时=19时30分-46.6分钟+11.6分钟=18时55分。

表5-5　日干与时辰干支对应表

时间	甲 己	乙 庚	丙 辛	丁 壬	戊 癸
23～1	甲子	丙子	戊子	庚子	壬子
1～3	乙丑	丁丑	己丑	辛丑	癸丑
3～5	丙寅	戊寅	庚寅	壬寅	甲寅
5～7	丁卯	己卯	辛卯	癸卯	乙卯
7～9	戊辰	庚辰	壬辰	甲辰	丙辰
9～11	己巳	辛巳	癸巳	乙巳	丁巳
11～13	庚午	壬午	甲午	丙午	戊午

时间	甲	乙	丙	丁	戊
	己	庚	辛	壬	癸
13~15	辛未	癸未	乙未	丁未	己未
15~17	壬申	甲申	丙申	戊申	庚申
17~19	癸酉	乙酉	丁酉	己酉	辛酉
19~21	甲戌	丙戌	戊戌	庚戌	壬戌
21~23	乙亥	丁亥	己亥	辛亥	癸亥

表 5-6　徐凤纳甲法按时取穴表

时辰	子时	丑时	寅时	卯时	辰时	巳时	午时	未时	申时	酉时	戌时	亥时
甲日		行间		神门大陵太溪		商丘		尺泽		中冲	窍阴	
己日	阳辅		小海		支沟	隐白		鱼际		太溪太白		中封
乙日	前谷		陷谷丘墟		阳溪		委中		液门	大敦		少府
庚日		少海		间使	商阳		通谷	临泣合谷		阳谷		
丙日		太白太冲			经渠		阴谷	劳宫	少泽		内庭	
辛日	三里		天井	少商		然谷		太冲太渊		灵道		阴陵泉
丁日	三间腕骨		昆仑		阳陵泉		中渚	少冲		大都		太渊神门
壬日		曲泽	至阴		侠溪		后溪京骨阳池		解溪	曲池		
戊日		复溜		曲泉		大陵	厉兑		二间		束骨冲阳	
癸日	关冲											涌泉

注：① 空格表示此时为闭穴，即此时无适合针刺的穴位。

② 表中窍阴、临泣、三里均为足经。

③ 合日互用穴：甲与己、乙与庚、丙与辛、丁与壬、戊与癸，它们的开穴可互用（但原穴除外，原穴在表中用下划线标明）。

徐凤纳甲法按时取穴举例

例1：查丁酉日乙巳时取穴

查上表"丁日"行"巳时"列，查为空格，为闭穴。

查合日互用穴：丁与壬合，查"壬日"行"巳时"列，为空格，无合日互用穴。

例2：查庚子日戊寅时取穴

查上表"庚日"行"寅时"列，查为空格，为闭穴。

查合日互用穴：庚与乙合，查"乙日"行"寅时"列，为"陷谷和丘墟"，但"丘墟"为原穴，据合日互用原则，可取陷谷穴。

表5-7　徐凤纳甲法择时取穴表

时辰		子时	丑时	寅时	卯时	辰时	巳时	午时	未时	申时	酉时	戌时	亥时
胆经	甲日											窍阴	
	乙日	前谷		陷谷丘墟		阳溪		委中		液门			
肝经	乙日										大敦		少府
	丙日			太白太冲	经渠		阴谷	劳宫					
小肠经	丙日									少泽		内庭	
	丁日	三间腕骨		昆仑		阳陵泉		中渚					
心经	丁日							少冲		大都			太渊神门
	戊日		复溜		曲泉	大陵							
胃经	戊日						厉兑			二间		束骨冲阳	
	己日	阳辅		小海		支沟							
脾经	己日						隐白		鱼际		太溪太白		中封
	庚日		少海		间使								
大肠经	庚日					商阳		通谷		临泣合谷	阳谷		
	辛日	三里		天井									
肺经	辛日				少商		然谷		太冲太渊		灵道		阴陵泉
	壬日		曲泽										
膀胱经	壬日		至阴		侠溪		后溪京骨阳池		解溪		曲池		
	癸日	关冲											
肾经	癸日												涌泉
	甲日			行间	神门大陵太溪		商丘		尺泽		中冲		

注：表中窍阴、临泣、三里均为足经。

徐凤纳甲法择时取穴举例

例：丁酉日乙巳时来诊，肝经患者如何安排诊疗时间

查表5-7"肝经"行，知肝经病应在乙日酉时刺井穴大敦，然后在乙日亥时刺少府穴，丙日丑时刺太白、太冲，丙日卯时刺经渠，丙日巳时刺阴谷，丙日未时刺劳宫。

可据此安排诊疗时间。因患者丁日来诊，距乙日还有8天，故预约8天后的真太时酉时来进行首次治疗，以刺大敦穴为主。

表5-8　阎明广纳甲法按时取穴表

时辰	子时	丑时	寅时	卯时	辰时	巳时	午时	未时	申时	酉时	戌时	亥时
甲日		行间		神门		商丘		尺泽		心包	窍阴	
乙日	前谷		陷谷丘墟		阳溪		委中		三焦	大敦		少府
丙日		太白		经渠		阴谷	心包	少泽			内庭	
丁日	三间腕骨		昆仑		阳陵泉		三焦	少冲		大都		太渊
戊日		复溜		曲泉		心包	厉兑		二间		束骨冲阳	
己日	阳辅		小海		三焦	隐白		鱼际		太溪		中封
庚日		少海		心包	商阳		通谷		临泣合谷		阳谷	
辛日	足三里		三焦	少商		然谷		太冲		灵道		阴陵泉
壬日		心包	至阴		侠溪		后溪京骨		解溪		曲池	
癸日	关冲	中冲	液门	劳宫	中渚	大陵	支沟	间使	天井	曲泽	三焦	涌泉

注：① 空格表示此时为闭穴，即此时无适合针刺的穴位。

② 心包：中冲、劳宫、大陵、间使、曲泽。

③ 三焦：关冲、液门、中渚、阳池、支沟、天井。

阎明广纳甲法按时取穴举例

例1：查癸亥日庚申时取穴

查上表"癸日"行"申时"列，查为"天井"穴。

例2：查丁卯日丙午时取穴

查上表"丁日"行"午时"列，查为"三焦"，即刺关冲、液门、中渚、阳池、支沟、天井穴。

表5-9 阎明广纳甲法择时取穴表

时辰		子时	丑时	寅时	卯时	辰时	巳时	午时	未时	申时	酉时	戌时	亥时
胆经	甲日											窍阴	
	乙日	前谷		陷谷丘墟		阳溪		委中		心包			
肝经	乙日										大敦		少府
	丙日		太白		经渠		阴谷	心包					
小肠经	丙日									少泽		内庭	
	丁日	三间腕骨		昆仑		阳陵泉		三焦					
心经	丁日								少冲		大都		太渊
	戊日		复溜		曲泉		心包						
胃经	戊日							厉兑		二间		束骨冲阳	
	己日	阳辅		小海		三焦							
脾经	己日						隐白		鱼际		太溪		中封
	庚日		少海		心包								
大肠经	庚日					商阳		通谷		临泣合谷		阳谷	
	辛日	足三里		三焦									
肺经	辛日				少商		然谷		太冲		灵道		阴陵泉
	壬日		心包										
膀胱经	壬日			至阴	侠溪		后溪京骨		解溪		曲池		
	癸日	三焦											
肾经	癸日											涌泉	
	甲日		行间		神门		商丘	尺泽			心包		

注：① 空格表示此时为闭穴，即此时无适合针刺的穴位。
　　② 心包：中冲、劳宫、大陵、间使、曲泽。
　　③ 三焦：关冲、液门、中渚、阳池、支沟、天井。

阎明广纳甲法辨证选时取穴举例

例：丁酉日乙巳时来诊，胃经病患者如何安排诊疗时间

查上表"胃经"行，知胃经病应在戊日午时刺井穴厉兑穴，然后在戊日申时刺二间，戊日戌时刺束骨、冲阳，己日子时刺阳辅，己日寅时刺小海，己日辰时刺三焦（关冲、液门、中渚、阳池、支沟、天井）。因患者丁日来诊，故预约明天（戊日）的真太时午时来进行首次治疗，以刺厉兑穴为主。

表 5-10　本经纳支法取穴表

脏腑		胆	肝	肺	大肠	胃	脾	心	小肠	膀胱	肾	包络	三焦
流注时辰		子时	丑时	寅时	卯时	辰时	巳时	午时	未时	申时	酉时	戌时	亥时
虚证	取穴	侠溪	曲泉	太渊	曲池	解溪	大都	少冲	后溪	至阴	复溜	中冲	中渚
	针刺时间	丑时	寅时	卯时	辰时	巳时	午时	未时	申时	酉时	戌时	亥时	子时
实证	取穴	阳辅	行间	尺泽	二间	厉兑	商丘	神门	小海	束骨	涌泉	大陵	天井
	针刺时间	子时	丑时	寅时	卯时	辰时	巳时	午时	未时	申时	酉时	戌时	亥时
不虚不实	取穴	临泣	大敦	经渠	商阳	三里	太白	少府	阳谷	通谷	阴谷	劳宫	支沟
		丘墟	太冲	太渊	合谷	冲阳	太白	神门	腕骨	京骨	太溪	大陵	阳池
	针刺时间	子时	丑时	寅时	卯时	辰时	巳时	午时	未时	申时	酉时	戌时	亥时

注：表中三里、临泣、通谷均为足经。

表 5-11　他经纳支法取穴表

脏腑		胆	肝	肺	大肠	胃	脾	心	小肠	膀胱	肾	包络	三焦
流注时辰		子时	丑时	寅时	卯时	辰时	巳时	午时	未时	申时	酉时	戌时	亥时
虚证	取穴	通谷	阴谷	太白	三里	阳谷	少府	大敦	临泣	商阳	经渠	大敦	临泣
	针刺时间	丑时	寅时	卯时	辰时	巳时	午时	未时	申时	酉时	戌时	亥时	子时
实证	取穴	阳谷	少府	阴谷	通谷	商阳	经渠	太白	三里	通谷	大敦	太白	三里
	针刺时间	子时	丑时	寅时	卯时	辰时	巳时	午时	未时	申时	酉时	戌时	亥时
不虚不实	取穴	临泣	大敦	经渠	商阳	三里	太白	少府	阳谷	通谷	阴谷	劳宫	支沟
		丘墟	太冲	太渊	合谷	冲阳	太白	神门	腕骨	京骨	太溪	大陵	阳池
	针刺时间	子时	丑时	寅时	卯时	辰时	巳时	午时	未时	申时	酉时	戌时	亥时

注：表中三里、临泣、通谷均为足经。

纳支法取穴说明

例 1：脾经虚证据纳支法如何取穴治疗

（1）查表 5-10，脾经虚证在本经取穴大都，宜在午时针刺，用补法。

（2）查表 5-11，脾经虚证在他经取穴少府，宜在午时针刺，用泻法。

例 2：肺病虚实不显之证，纳支法如何取穴治疗

查表 5-10、表 5-11，肺病虚实不显之证取穴经渠、太渊，宜在寅时针刺，用平补平泻法。

表5-12 灵龟八法取穴表

时辰		子时	丑时	寅时	卯时	辰时	巳时	午时	未时	申时	酉时	戌时	亥时
1	甲子	内关	公孙	临泣	照海	列缺	外关	后溪	照海	外关	申脉	临泣	照海
2	乙丑	照海	外关	申脉	临泣	照海	公孙	临泣	照海	照海	外关	申脉	照海
3	丙寅	照海	照海	外关	申脉	内关	公孙	公孙	临泣	照海	列缺	后溪	申脉
4	丁卯	外关	申脉	照海	外关	公孙	临泣	照海	公孙	临泣	申脉	照海	外关
5	戊辰	照海	外关	公孙	临泣	照海	列缺	临泣	后溪	照海	外关	申脉	内关
6	己巳	照海	外关	申脉	照海	外关	公孙	临泣	照海	公孙	临泣	申脉	照海
7	庚午	照海	外关	申脉	临泣	照海	列缺	临泣	照海	照海	外关	申脉	内关
8	辛未	申脉	临泣	照海	公孙	临泣	照海	照海	外关	申脉	照海	外关	公孙
9	壬申	后溪	照海	外关	申脉	临泣	照海	公孙	临泣	照海	照海	外关	申脉
10	癸酉	申脉	照海	照海	公孙	临泣	照海	公孙	外关	申脉	照海	外关	申脉
11	甲戌	照海	列缺	后溪	照海	外关	公孙	申脉	内关	公孙	临泣	后溪	照海
12	乙亥	照海	公孙	临泣	申脉	照海	外关	照海	照海	照海	公孙	临泣	照海
13	丙子	申脉	临泣	照海	列缺	后溪	照海	照海	外关	申脉	内关	公孙	列缺
14	丁丑	照海	外关	申脉	照海	照海	公孙	临泣	照海	公孙	外关	申脉	照海
15	戊寅	外关	申脉	临泣	照海	列缺	后溪	照海	照海	外关	申脉	内关	公孙
16	己卯	公孙	临泣	照海	公孙	临泣	申脉	照海	外关	申脉	照海	照海	公孙
17	庚辰	内关	公孙	临泣	后溪	照海	外关	后溪	照海	内关	公孙	临泣	照海
18	辛巳	临泣	申脉	照海	外关	申脉	照海	照海	公孙	临泣	照海	公孙	外关
19	壬午	照海	外关	申脉	内关	照海	列缺	临泣	照海	列缺	外关	申脉	内关
20	癸未	照海	公孙	外关	申脉	照海	外关	申脉	临泣	照海	公孙	临泣	照海
21	甲申	申脉	内关	公孙	临泣	照海	照海	列缺	后溪	照海	外关	公孙	临泣
22	乙酉	临泣	照海	公孙	外关	申脉	照海	外关	申脉	临泣	照海	公孙	临泣
23	丙戌	临泣	后溪	照海	外关	申脉	内关	内关	公孙	临泣	照海	列缺	外关
24	丁亥	照海	公孙	临泣	照海	照海	外关	申脉	照海	外关	公孙	临泣	照海
25	戊子	照海	列缺	外关	申脉	内关	公孙	申脉	临泣	照海	列缺	后溪	照海
26	己丑	照海	公孙	临泣	照海	公孙	外关	申脉	申脉	照海	外关	申脉	临泣	照海

	时辰	子时	丑时	寅时	卯时	辰时	巳时	午时	未时	申时	酉时	戌时	亥时
27	庚寅	公孙	临泣	照海	照海	外关	申脉	照海	外关	公孙	临泣	照海	列缺
28	辛卯	照海	照海	公孙	临泣	照海	公孙	外关	申脉	照海	外关	申脉	临泣
29	壬辰	内关	公孙	临泣	照海	照海	外关	后溪	照海	外关	公孙	临泣	照海
30	癸巳	照海	外关	公孙	临泣	照海	公孙	临泣	申脉	照海	外关	申脉	照海
31	甲午	内关	公孙	临泣	照海	列缺	外关	后溪	照海	外关	申脉	临泣	照海
32	乙未	照海	外关	申脉	临泣	照海	公孙	临泣	照海	照海	外关	申脉	照海
33	丙申	外关	公孙	临泣	照海	列缺	后溪	后溪	照海	外关	申脉	内关	照海
34	丁酉	临泣	照海	公孙	临泣	申脉	照海	外关	申脉	照海	照海	公孙	临泣
35	戊戌	照海	外关	公孙	临泣	照海	列缺	临泣	后溪	照海	外关	申脉	内关
36	己亥	照海	外关	申脉	照海	外关	公孙	临泣	照海	公孙	临泣	申脉	照海
37	庚子	照海	外关	申脉	临泣	照海	列缺	临泣	照海	照海	外关	申脉	内关
38	辛丑	申脉	临泣	照海	公孙	临泣	照海	照海	外关	申脉	照海	外关	公孙
39	壬寅	公孙	临泣	照海	列缺	外关	申脉	照海	外关	申脉	临泣	照海	列缺
40	癸卯	公孙	临泣	申脉	照海	外关	申脉	照海	照海	公孙	临泣	照海	公孙
41	甲辰	照海	列缺	后溪	照海	外关	公孙	申脉	内关	公孙	临泣	后溪	照海
42	乙巳	照海	公孙	临泣	申脉	照海	外关	申脉	照海	照海	公孙	临泣	照海
43	丙午	申脉	临泣	照海	列缺	后溪	照海	照海	外关	申脉	内关	公孙	列缺
44	丁未	照海	外关	申脉	照海	照海	公孙	临泣	照海	公孙	外关	申脉	照海
45	戊申	后溪	照海	内关	公孙	临泣	照海	公孙	列缺	后溪	照海	外关	申脉
46	己酉	临泣	照海	公孙	临泣	照海	照海	外关	申脉	照海	外关	公孙	临泣
47	庚戌	内关	公孙	临泣	后溪	照海	外关	后溪	照海	内关	公孙	临泣	照海
48	辛亥	临泣	申脉	照海	外关	申脉	照海	照海	公孙	临泣	照海	公孙	外关
49	壬子	照海	外关	申脉	内关	照海	列缺	临泣	照海	列缺	外关	申脉	内关
50	癸丑	照海	公孙	外关	申脉	照海	外关	申脉	临泣	照海	公孙	临泣	照海
51	甲寅	列缺	后溪	照海	外关	申脉	临泣	内关	公孙	临泣	照海	照海	外关
52	乙卯	外关	申脉	照海	照海	公孙	临泣	照海	公孙	外关	申脉	照海	外关

时辰	子时	丑时	寅时	卯时	辰时	巳时	午时	未时	申时	酉时	戌时	亥时
53 丙辰	临泣	后溪	照海	外关	申脉	内关	内关	公孙	临泣	照海	列缺	外关
54 丁巳	照海	公孙	临泣	照海	照海	外关	申脉	照海	外关	公孙	临泣	照海
55 戊午	照海	列缺	外关	申脉	内关	公孙	申脉	临泣	照海	列缺	后溪	照海
56 己未	照海	公孙	临泣	照海	公孙	外关	申脉	照海	外关	申脉	临泣	照海
57 庚申	后溪	照海	外关	公孙	临泣	照海	公孙	临泣	后溪	照海	外关	申脉
58 辛酉	公孙	外关	申脉	照海	外关	申脉	临泣	照海	公孙	临泣	照海	照海
59 壬戌	内关	公孙	临泣	照海	照海	外关	后溪	照海	外关	公孙	临泣	照海
60 癸亥	照海	外关	公孙	临泣	照海	公孙	临泣	申脉	照海	外关	申脉	照海

灵龟八法取穴举例

例：查辛亥日申时灵龟八法取穴

查表 5-12，"辛亥"行"申时"列，取临泣穴。

表 5-13　飞腾八法取穴表

时辰	子时	丑时	寅时	卯时	辰时	巳时	午时	未时	申时	酉时	戌时	亥时
甲日 己日	公孙	申脉	内关	照海	临泣	列缺	外关	后溪	公孙	申脉	公孙	申脉
乙日 庚日	内关	照海	临泣	列缺	外关	后溪	公孙	申脉	公孙	申脉	内关	照海
丙日 辛日	临泣	列缺	外关	后溪	公孙	申脉	公孙	申脉	内关	照海	临泣	列缺
丁日 壬日	外关	后溪	公孙	申脉	公孙	申脉	内关	照海	临泣	列缺	外关	后溪
戊日 癸日	公孙	申脉	公孙	申脉	内关	照海	临泣	列缺	外关	后溪	公孙	申脉

飞腾八法取穴举例

例：查丙日午时飞腾八法取穴

查表 5-13，"丙日"行"午时"列，取公孙穴。

第六章 子午流注用穴定位与主治

一、五输穴及原穴图示

表 6-1 为五输穴及原穴开穴时辰、定位、主治等图示表。

表 6-1　五输穴与原穴图示表

拼音索引	腧穴名称	开穴时辰	定位	主治	备注
C	尺泽	甲日辛未时	尺泽 在肘横纹中，肱二头肌腱桡侧凹陷处	感冒，咽喉肿痛，咳嗽，哮喘，咯血，胸膜炎，肘关节劳损，胃肠炎，尿频	肺经合穴
	冲阳	戊日壬戌时	冲阳 在足背最高处，当跨长伸肌腱与趾长伸肌腱之间，足背动脉搏动处，当解溪下1.5寸	牙痛，面肿，面神经炎，足痿无力，足背肿痛，胃痛，腹胀，精神病，癫痫，痛风	胃经原穴
D	大都	丁日己酉时	大都 在足内侧缘，当足大趾本节（第1跖趾关节）前下方赤白肉际凹陷处	腹胀，腹痛，泄泻，便秘，高热无汗，惊风，足痛	脾经荥穴

拼音索引	腧穴名称	开穴时辰	定位	主治	备注
D	大敦	乙日乙酉时	 —大敦 在足大趾末节外侧，距趾甲角0.1寸（指寸）	月经不调，闭经，功能性子宫出血，子宫脱垂，尿路感染，睾丸炎，晕厥，中风，癫痫	肝经井穴
	大陵	戊日丁巳时	 —大陵 腕掌横纹的中点处，当掌长肌腱与桡侧腕屈肌腱之间，仰掌取之	心悸，心痛，神经衰弱，癔病，癫痫，精神病，胃痛，呕吐，腕关节痛，胸胁痛	心包经输（原）穴
E	二间	戊日庚申时	 —二间 微握拳，在食指本节（第2指掌关节）前，桡侧凹陷处	咽喉肿痛，牙龈炎，面神经炎，三叉神经痛	大肠经荥穴

拼音索引	腧穴名称	开穴时辰	定位	主治	备注
F	复溜	戊日癸丑时	 在小腿内侧，太溪直上2寸，跟腱前方处	水肿，腹水；肠鸣，腹胀；热病，无汗，盗汗；遗精，早泄，糖尿病；腰背痛，下肢痛	肾经经穴
G	关冲	癸日壬子时	 在无名指末节尺侧，距指甲角0.1寸（指寸）	发热汗不出，头痛，中暑，晕厥；耳聋，耳鸣，咽喉肿痛；心烦；手臂痛	三焦经井穴
H	合谷	庚日甲申时	 在手背，第1、2掌骨间，当第2掌骨桡侧中点处	外感发热，结合膜炎，角膜炎，鼻炎，鼻窦炎，鼻出血，牙周炎，龋齿，口腔炎，扁桃体炎，咽喉炎，面神经炎，三叉神经痛，月经痛，皮肤病，神经精神病，失语症，小儿惊风，颈椎病	大肠经原穴

拼音索引	腧穴名称	开穴时辰	定位	主治	备注
H	后溪	壬日丙午时	 后溪 在手掌尺侧，微握拳，当小指本节（第5掌指关节）后的掌指横纹头赤白肉际	头项强痛，眼病，目翳，耳聋耳鸣，疟疾，热病，黄疸，癫痫，癔病，精神病，肘臂痛，腰背痛，颈肩痛，肋间神经痛，更年期综合征，老年性痴呆，多动症	小肠经输穴
	间使	庚日己卯时	 0　3　　12 间使 在前臂掌侧，当曲泽与大陵连线上，腕横纹上3寸，掌长肌腱与桡侧腕屈肌腱之间	心烦，心悸，冠心病，心律失常，癫痫，呕吐，臂痛，疟疾，热病	心包经经穴
J	解溪	壬日戊申时	 解溪 在足背与小腿交界处的横纹中央凹陷中，当踇长伸肌腱与趾长伸肌腱之间，与外踝尖平齐	头痛，面肿，腹胀，便秘，踝关节痛，足下垂，下肢瘫痪，麻木，脊髓灰质炎后遗症，痛风	胃经经穴

拼音索引	腧穴名称	开穴时辰	定位	主治	备注
J	京骨	壬日丙午时	京骨 在足外侧部，第5跖骨粗隆下方，赤白肉际处	头痛，项强，眩晕，癫痫，心痛，腰腿痛	膀胱经原穴
	经渠	丙日辛卯时	01　　　　　12 经渠 在前臂掌面桡侧，桡骨茎突与桡动脉之间凹陷处，腕横纹上1寸	咽喉肿痛，咳嗽，哮喘，胸背痛，食管痉挛，膈肌痉挛，桡神经痛或麻痹	肺经经穴
K	昆仑	丁日壬寅时	昆仑 在足部外踝后方，当外踝尖与跟腱之间凹陷处	头项强痛，腰背痛，坐骨神经痛，下肢瘫痪，足跟痛；眩晕，鼻出血；疟疾；难产	膀胱经经穴

拼音索引	腧穴名称	开穴时辰	定位	主治	备注
L	劳宫	丙日乙未时	在手掌心，当第2、3掌骨之间，偏于第3掌骨，握拳屈指时中指尖指示处，仰掌取之	发热，中风，昏迷，鼻出血，口舌生疮，口臭，心悸，心痛，癫痫，精神病，咯血	心包经荥穴
	厉兑	戊日戊午时	在足第2趾末节外侧，距趾甲角0.1寸（指寸）	面肿，面瘫，牙痛，鼻炎，鼻出血，咽喉肿痛，胸腹胀满，热病神昏，昏厥	胃经井穴
	灵道	辛日丁酉时	在前臂掌侧，当尺侧腕屈肌腱的桡侧缘，腕横纹上1.5寸	心绞痛，癔病，腕臂痛，尺神经痛	心经经穴

拼音索引	腧穴名称	开穴时辰	定位	主治	备注
N	内庭	丙日戊戌时	内庭 在足背，当第2、3足趾间，足趾蹼缘后方赤白肉际处	胃痛，腹胀，腹泻，便秘，痢疾、头痛，牙痛，面神经炎，咽喉肿痛，鼻出血，热病，足背痛，痛风	胃经荥穴
	前谷	乙日丙子时	前谷 在手掌尺侧，微握拳，当小指本节（第5掌指关节）前的掌指横纹头赤白肉际处	热病，目痛，目翳，耳鸣，鼻塞，咽喉肿痛，乳汁不足，肘臂痛，手指麻木	小肠经荥穴
Q	丘墟	乙日戊寅时	丘墟 在外踝前下方，当趾长伸肌腱外侧凹陷处	偏头痛，颈椎病，胸胁痛，腋下肿痛，腰腿痛，转筋，足跟肿痛，疟疾	胆经原穴

拼音索引	腧穴名称	开穴时辰	定位	主治	备注
Q	曲池	壬日庚戌时	曲池 在肘横纹外侧端，屈肘，当尺泽与肱骨外上髁连线的中点	高血压，中风后遗症，颜面疔肿，眼耳鼻喉炎症，颌下淋巴结炎，臂丛神经痛，肩周炎，肱骨外上髁炎，肘关节炎，皮肤病，过敏性疾病，月经痛，糖尿病	大肠经合穴
	曲泉	戊日乙卯时	曲泉 在膝内侧，屈膝，当膝关节内侧面横纹内侧端，股骨内侧髁后缘，半腱肌、半膜肌止端前缘凹陷处	癃病，精神病；月经病，阴痒，子宫脱垂，遗精，阳痿；疝气，膀胱炎；膝关节痛，膝骨关节炎	肝经合穴
	曲泽	壬日辛丑时	曲泽 在肘横纹中，当肱二头肌腱尺侧缘，仰掌取之	头痛，眩晕，热病，烦渴，咳嗽，呃逆，呕吐，肘臂痛，手臂震颤，糖尿病	心包经合穴

第六章 子午流注用穴定位与主治

拼音索引	腧穴名称	开穴时辰	定位	主治	备注
R	然谷	辛日癸巳时	——然谷 在足内侧缘，足舟骨粗隆前下方凹陷，赤白肉际处	月经不调，阴痒，遗精，咳血，糖尿病，癫痫，小儿脐风，足背痛	肾经荥穴
S	三间	丁日庚子时	——三间 微握拳，在食指本节后，桡侧凹陷处	感冒，结合膜炎，扁桃体炎，腮腺炎，胃肠炎，面神经炎，三叉神经痛，失语症，手背肿痛	大肠经输穴
	商丘	甲日己巳时	——商丘 在足内踝前下方凹陷中，当舟骨结节与内踝尖连线的中点处	腹胀，肠鸣，泄泻，便秘，消化不良，胃炎，肠炎，足跟痛	脾经经穴
	商阳	庚日庚辰时	商阳—— 在食指末节桡侧，距指甲角0.1寸（指寸）	咽喉肿痛，口腔炎，腮腺炎，牙痛，耳聋耳鸣，高热	大肠经井穴

拼音索引	腧穴名称	开穴时辰	定位	主治	备注
S	少冲	丁日丁未时	在手小指末节桡侧，距指甲角0.1寸（指寸）处	热病，中暑，中风，心胸痛，心悸，惊风抽搐，癔病	心经井穴
	少府	乙日丁亥时	在手掌面，第4、5掌骨之间，握拳时，当小指尖指示处	心悸，胸痛，阴痒，小便不利，遗尿，手指拘挛，手掌多汗，掌中热	心经荥穴
	少海	庚日丁丑时	屈肘，在肘横纹内侧端与肱骨内上髁连线的中点处	头痛，眩晕，健忘，手颤，心绞痛，癔病，癫痫，精神病，臂肘痛，肋间神经痛，震颤麻痹	心经合穴

第六章 子午流注用穴定位与主治

拼音索引	腧穴名称	开穴时辰	定位	主治	备注
	少商	辛日辛卯时	—少商 在拇指末节桡侧，距指甲角0.1寸（指寸）	咽喉肿痛，惊风，中暑，中风，癫病，精神病，休克，虚脱，鼻出血，雷诺病	肺经井穴
S	少泽	丙日丙申时	少泽— 在小指末节尺侧，距指甲角0.1寸（指寸）	热病，中风昏迷，头痛，耳聋、耳鸣，翳状胬肉，乳腺炎，乳汁不足，肩臂外侧痛	小肠经井穴
	神门	甲日丁卯时	—神门 在腕部，腕掌侧横纹尺侧端，尺侧腕屈肌腱的桡侧凹陷处	心悸怔忡，心绞痛，神经衰弱，癫病，失眠，多梦，更年期综合征，痴呆症，多动症，腕关节痛	心经输（原）穴

拼音索引	腧穴名称	开穴时辰	定位	主治	备注
S	束骨	戊日壬戌时	 在足外侧部，足小趾本节（第5跖趾关节）后方赤白肉际处	头痛，项强，眩晕；癫痫；身热目黄	膀胱经输穴
	太白	丙日己丑时	 在足内侧缘，当蹬趾本节（第1跖趾关节）后下方赤白肉际凹陷处	腹胀，腹痛，泄泻，便秘，痢疾，心痛，心动过缓，胸胁痛，身痛	脾经输（原）穴
T	太冲	辛日乙未时	 在足背部，当第1跖骨间隙后方凹陷处	头顶痛，眩晕，眼病，面瘫，癫痫，精神病，小儿惊风，心痛，胁痛，高血压，月经病，遗尿，黄疸，颈椎病	肝经输（原）穴

拼音索引	腧穴名称	开穴时辰	定位	主治	备注
T	太溪	己日癸酉时	在足内侧，内踝后方，当内踝尖与跟腱间凹陷处	失眠，健忘，耳聋耳鸣，咽痛，咳喘，胸痛，咯血，月经不调，阳痿，腰痛，内踝痛，遗尿，肾炎，膀胱炎，燥热症	肾经输（原）穴
	太渊	丁日辛亥时	在腕掌侧横纹桡侧，桡动脉搏动桡侧凹陷处	咳喘，咳血，胸满，百日咳，肺炎，肋间神经痛	肺经输（原）穴
	天井	辛日庚寅时	在肘后侧，尺骨鹰嘴尖上1寸凹陷处	耳聋，偏头痛，颈淋巴结结核，胸臂痛，颈肩痛	三焦经合穴
W	腕骨	丁日庚子时	在手掌尺侧，当第5掌骨基底与钩骨之间凹陷中，赤白肉际处	头项强痛，热病，耳聋耳鸣，目翳，精神病，癫病，小指、无名指麻木，腕臂痛	小肠经原穴

拼音索引	腧穴名称	开穴时辰	定位	主治	备注
W	委中	乙日壬午时	委中 在腘横纹中点，当股二头肌腱与半腱肌腱中间	腰背痛，坐骨神经痛，膝关节痛；腹痛，吐泻	膀胱经合穴
X	行间	甲日乙丑时	行间 在足背侧，当第1、2趾间，趾蹼缘后方赤白肉际处	头顶痛，眩晕，高血压，神经官能症，癫痫，青光眼，月经病，糖尿病，胁痛，尿路感染，颈椎病	肝经荥穴
	侠溪	壬日甲辰时	侠溪 在足背外侧，当第4、5趾间，趾蹼缘后方赤白肉际处	头痛，眩晕，耳鸣，耳聋，月经不调，胸胁痛，足跗痛	胆经荥穴

第六章 子午流注用穴定位与主治

拼音索引	腧穴名称	开穴时辰	定位	主治	备注
X	陷谷	乙日戊寅时	陷谷 当第2、3跖骨结合部前方凹陷处	颜面浮肿，全身水肿，肠鸣腹痛，足背肿痛，痛风	胃经输穴
	小海	己日丙寅时	小海 在肘内侧，当尺骨鹰嘴与肱骨内上髁之间凹陷处	头痛头晕，耳聋，耳鸣，癫痫，精神病，偏瘫，手震颤，颈项肩痛	小肠经合穴
Y	阳池	壬日丙午时	阳池 在腕背横纹中，当指伸肌腱尺侧缘凹陷处，伏掌取之	腕痛，肩臂痛，疟疾，糖尿病	三焦经原穴

拼音索引	腧穴名称	开穴时辰	定位	主治	备注
Y	阳辅	己日甲子时	16 4 0 阳辅 在小腿外侧，当外踝尖上4寸，腓骨前缘稍前方	偏头痛，头昏，目眩，胸胁痛，腰膝冷痛，全身关节痛	胆经经穴
	阳谷	庚日丙戌时	阳谷 在腕部尺侧，当尺骨茎突与三角骨之间凹陷处	颈项疼痛，目赤肿痛，颈痛颌肿，耳聋耳鸣，热病，精神病，手腕痛，臂外侧痛	小肠经经穴
	阳陵泉	丁日甲辰时	阳陵泉 在小腿外侧，当腓骨小头下方凹陷处	膝部肿痛，偏瘫，脊髓灰质炎后遗症，脚气，胁痛，黄疸，胆囊炎，胆石症，肥胖症，小儿惊风	胆经合穴；八会穴（筋会）

第六章　子午流注用穴定位与主治

拼音索引	腧穴名称	开穴时辰	定位	主治	备注
Y	阳溪	乙日庚辰时	阳溪 在腕背横纹桡侧，拇指上翘时，当拇指短、长伸肌腱之间凹陷处	头痛，眼病，牙痛，耳聋耳鸣，咽喉肿痛，面神经炎，腕关节炎与腱鞘炎，癫痫，瘿病，精神病，颈臂痛	大肠经经穴
	液门	乙日甲申时	液门 在手背部，当第4、5指间，指蹼后缘后方赤白肉际处，握拳取之	头痛，结合膜炎，耳聋，耳鸣，咽喉肿痛，疟疾，手臂痛	三焦经荥穴
	阴谷	丙日癸巳时	阴谷 在膝后内侧，腘横纹上，半腱肌腱外侧缘	月经不调，崩漏，白带，阴道炎；遗精，阳痿，早泄，阴囊湿疹，癫痫、精神病	肾经合穴

拼音索引	腧穴名称	开穴时辰	定位	主治	备注
	阴陵泉	辛日己亥时	阴陵泉 在小腿内侧，当胫骨内上髁后下方凹陷处	腹胀，腹痛；暴泄，黄疸；水肿，小便不利，遗精，遗尿，月经不调	脾经合穴
Y	隐白	己日己巳时	隐白 在足踇趾末节内侧，距趾甲角0.1寸（指寸）	腹胀，崩漏，月经过多，惊风，心胸痛，癔病，精神病，失眠	脾经井穴
	涌泉	癸日癸亥时	涌泉 在足底部，屈趾时足前部凹陷处，约当足底第2、3趾趾缝纹头端与足跟中点连线的前1/3与后2/3交点上	巅顶痛，眩晕，高血压，休克，癫痫，癔病，小儿惊风，咽喉痛	肾经井穴

拼音索引	腧穴名称	开穴时辰	定位	主治	备注
Y	鱼际	己日辛未时	鱼际 在拇指本节（第1掌指关节）后凹陷处，约当第1掌骨中点桡侧，赤白肉际处	感冒，咳嗽，咽痛，咳血，失音；肺炎，乳腺炎，神经官能症	肺经荥穴
	支沟	己日戊辰时	支沟 0　3　6　12 在前臂背侧，当阳池与肘尖连线上，腕背横纹上3寸，尺骨与桡骨之间	耳聋，耳鸣，暴喑，声嘶，便秘，胁肋痛，肩背痛，糖尿病	三焦经经穴
Z	至阴	壬日壬寅时	至阴 在足小趾末节外侧，距趾甲角0.1寸（指寸）处	胎位不正，难产，胞衣不下；头痛，眩晕，目痛，鼻塞；遗精，尿闭	膀胱经井穴

拼音索引	腧穴名称	开穴时辰	定位	主治	备注
Z	中冲	甲日癸酉时	 在中指末节尖端中央	中暑，休克，虚脱，高热神昏，心烦，心痛，癫病，小儿夜啼，舌炎，口腔溃疡	心包经井穴
	中封	己日乙亥时	 在足背部，当足内踝前，商丘与解溪连线之间，胫骨前肌腱内侧凹陷处	咽痛，肝胆炎症，尿路感染，肾炎，遗精，腹胀，疝气，腰痛，膝踝关节痛	肝经经穴
	中渚	丁日丙午时	 在手背部，当无名指本节（掌指关节）后方，第4、5掌骨间凹陷处	头痛，发热，咽喉肿痛；耳聋，耳鸣，手臂痛，肩背痛	三焦经输穴

拼音索引	腧穴名称	开穴时辰	定位	主治	备注
	足临泣	庚日甲申时	足临泣 — 在足背外侧，当足第4趾本节（第4跖趾关节）后方，小趾伸肌腱外侧凹陷处	头痛，眩晕，瘰疬，疟疾，月经不调，乳腺炎，胁痛，足跗肿痛	胆经输穴
	足窍阴	甲日甲戌时	足窍阴 — 在足第4趾末节外侧，距趾甲角0.1寸（指寸）	头痛，眩晕，失眠，结合膜炎，声带麻痹，胁痛，哮喘	胆经井穴
Z	足三里	辛日戊子时	足三里 — 在小腿前外侧，当犊鼻下3寸，距胫骨前缘1横指（中指）	胃痛，腹胀，腹泻，呕吐，便秘，痢疾，消化不良，胃酸缺乏；耳鸣，头晕，神经衰弱，癔病，癫痫，精神病；高血压，中风，月经不调，痛经，乳腺炎，产后血晕；脚气，水肿，胫膝疼痛；休克，虚脱，身体虚弱，肥胖症，疲劳综合征，糖尿病等	胃经合穴；全身强壮穴

拼音索引	腧穴名称	开穴时辰	定位	主治	备注
Z	足通谷	庚日壬午时	 足通谷 在足外侧部，足小趾本节（第5跖趾关节）前方赤白肉际处	头痛，项强，眩晕，鼻出血；足趾肿痛	膀胱经荥穴

注：1. 本表腧穴名称与定位参考了国家标准《经穴名称与定位》（GB/T 12346—2021）；
  2. 开穴时辰根据徐凤纳甲法所定。

二、八脉交会穴图示

表 6-2 为八脉交会穴定位、主治等图示表。

表 6-2　八脉交会穴图示表

拼音索引	腧穴名称	定位	主治	备注
L	列缺	 列缺　12　1.5　0 在前臂桡侧缘，桡骨茎突上方，腕横纹上1.5寸，当肱桡肌与拇长展肌腱之间	头面痛，偏头痛，三叉神经痛，面神经炎，鼻炎，咽喉肿痛，荨麻疹，支气管炎，肩臂痛，中风后遗症	肺经络穴；八脉交会穴，通任脉

拼音索引	腧穴名称	定位	主治	备注
G	公孙	 公孙 在足内侧缘，当第1跖骨基底的前下方	胃痛，腹胀，呕吐，消化不良，泄泻，便秘，痢疾，神经衰弱，精神病，疟疾，痔，脚气	脾经络穴；八脉交会穴，通冲脉
H	后溪	 后溪 在手掌尺侧，微握拳，当小指本节（第5掌指关节）后的掌指横纹头，赤白肉际处	头项强痛，眼病，目翳，耳聋耳鸣，疟疾，热病，黄疸，癫痫，癔病，精神病，肘臂痛，腰背痛，颈肩痛，肋间神经痛，更年期综合征，老年性痴呆，多动症	小肠经输穴，八脉交会穴，通督脉
S	申脉	 申脉 在足外侧部，外踝直下方凹陷中	头痛，眩晕，癔病，癫痫，精神病；腰腿痛，踝关节痛	八脉交会穴，通阳跷
Z	照海	 照海 在足内侧，内踝尖下方凹陷处	月经不调，痛经，阴痒，子宫脱垂；尿频，尿急，水肿，便秘；失眠，癫痫；眼病，咽炎	脾经，八脉交会穴，通阴跷

拼音索引	腧穴名称	定位	主治	备注
N	内关	 在前臂掌侧，当曲泽与大陵连线上，腕横纹上2寸，掌长肌腱与桡侧腕屈肌腱之间，仰掌取之	心悸，怔忡，冠心病，心律失常，心肌炎，癫病，精神病，神经衰弱，中风，小儿惊风，呃逆，呕吐，胃痛，咳嗽，哮喘	心包经络穴；八脉交会穴，通阴维
W	外关	 在前臂背侧，当阳池与肘尖连线上，腕背横纹上2寸，尺骨与桡骨之间	热病，头痛，目赤肿痛，耳聋，耳鸣，胁肋痛，肩周炎，手指疼痛，上肢麻痹，上肢关节痛	三焦经络穴；八脉交会穴，通阳维
Z	足临泣	 在足背外侧，当足第4趾本节（第4跖趾关节）后方，小趾伸肌腱外侧凹陷处	头痛，眩晕，瘰疬，疟疾，月经不调，乳腺炎，胁痛，足跗肿痛	胆经输穴；八脉交会穴，通带脉

注：本表腧穴名称与定位参考了国家标准《经穴名称与定位》（GB/T 12346—2021）。

第 七 章　子午流注逐日逐时开穴表（2021～2032年）

以下是2021～2023年子午流注逐日逐时开穴情况（表7-1～表7-60，表中纳甲法穴位前标注★的为井穴）。

一、甲子日开穴

表 7-1　甲子日开穴表

开穴日期	
2021年	1月16日，3月17日，5月16日，7月15日，9月13日，11月12日
2022年	1月11日，3月12日，5月11日，7月10日，9月8日，11月7日
2023年	1月6日，3月7日，5月6日，7月5日，9月3日，11月2日
2024年	1月1日，3月1日，4月30日，6月29日，8月28日，10月27日，12月26日
2025年	2月24日，4月25日，6月24日，8月23日，10月22日，12月21日
2026年	2月19日，4月20日，6月19日，8月18日，10月17日，12月16日
2027年	2月14日，4月15日，6月14日，8月13日，10月12日，12月11日
2028年	2月9日，4月9日，6月8日，8月7日，10月6日，12月5日
2029年	2月3日，4月4日，6月3日，8月2日，10月1日，11月30日
2030年	1月29日，3月30日，5月29日，7月28日，9月26日，11月25日
2031年	1月24日，3月25日，5月24日，7月23日，9月21日，11月20日
2032年	1月19日，3月19日，5月18日，7月17日，9月15日，11月14日

基本信息		纳甲法			飞腾八法	灵龟八法	纳子法			
时间范围	时辰	阎明广法	徐凤法	合日互用			经脉	实证	虚证	虚实夹杂
23～1	甲子	—	—	阳辅	公孙	内关	胆	阳辅 阳谷	中渚 足临泣	足临泣 丘墟
1～3	乙丑	行间	行间	—	申脉	公孙	肝	行间 少府	侠溪 足通谷	大敦 太冲
3～5	丙寅	—	—	小海	内关	足临泣	肺	尺泽 阴谷	曲泉 阴谷	经渠 太渊
5～7	丁卯	神门	神门 大陵 太溪	—	照海	照海	大肠	二间 足通谷	太渊 太白	商阳 合谷
7～9	戊辰	—	—	支沟	足临泣	列缺	胃	厉兑 商阳	曲池 足三里	足三里 冲阳
9～11	己巳	商丘	商丘	隐白	列缺	外关	脾	商丘 经渠	解溪 阳谷	太白

经渠		解溪			飞腾八法	灵龟八法	纳子法			
阳谷	太白	阎明广法	徐凤法	合日互用			经脉	实证	虚证	虚实夹杂
11～13	庚午	—	—	—	外关	后溪	心	神门 太白	大都 少府	少府 神门
13～15	辛未	尺泽	尺泽	鱼际	后溪	照海	小肠	小海 足三里	少冲 大敦	阳谷 腕骨
15～17	壬申	—	—	—	公孙	外关	膀胱	束骨 足通谷	后溪 足临泣	足通谷 京骨
17～19	癸酉	心包五输	★中冲	太溪	申脉	申脉	肾	涌泉 大敦	至阴 商阳	阴谷 太溪
19～21	甲戌	★窍阴	★窍阴	—	公孙	足临泣	包络	大陵 太白	复溜 经渠	劳宫 大陵
21～23	乙亥	—	—	中封	申脉	照海	三焦	天井 足三里	中冲 大敦	支沟 阳池

二、乙丑日开穴

表 7-2　乙丑日开穴表

	开穴日期
2021年	1月17日，3月18日，5月17日，7月16日，9月14日，11月13日
2022年	1月12日，3月13日，5月12日，7月11日，9月9日，11月8日
2023年	1月7日，3月8日，5月7日，7月6日，9月4日，11月3日
2024年	1月2日，3月2日，5月1日，6月30日，8月29日，10月28日，12月27日
2025年	2月25日，4月26日，6月25日，8月24日，10月23日，12月22日
2026年	2月20日，4月21日，6月20日，8月19日，10月18日，12月17日
2027年	2月15日，4月16日，6月15日，8月14日，10月13日，12月12日
2028年	2月10日，4月10日，6月9日，8月8日，10月7日，12月6日
2029年	2月4日，4月5日，6月4日，8月3日，10月2日，12月1日
2030年	1月30日，3月31日，5月30日，7月29日，9月27日，11月26日
2031年	1月25日，3月26日，5月25日，7月24日，9月22日，11月21日
2032年	1月20日，3月20日，5月19日，7月18日，9月16日，11月15日

基本信息		纳甲法			飞腾八法	灵龟八法	纳子法			
时间范围	时辰	阎明广法	徐凤法	合日互用			经脉	实证	虚证	虚实夹杂
23～1	丙子	前谷	前谷	—	内关	照海	胆	阳辅阳谷	中渚足临泣	足临泣丘墟
1～3	丁丑	—	—	少海	照海	外关	肝	行间少府	侠溪足通谷	大敦太冲
3～5	戊寅	陷谷丘墟	丘墟陷谷	—	足临泣	申脉	肺	尺泽阴谷	曲泉阴谷	经渠太渊
5～7	己卯	—	—	间使	列缺	足临泣	大肠	二间足通谷	太渊太白	商阳合谷
7～9	庚辰	阳溪	阳溪	商阳	外关	照海	胃	厉兑商阳	曲池足三里	足三里冲阳
9～11	辛巳	—	—	—	后溪	公孙	脾	商丘经渠	解溪阳谷	太白
11～13	壬午	委中	委中	足通谷	公孙	足临泣	心	神门太白	大都少府	少府神门
13～15	癸未	—	—	—	申脉	照海	小肠	小海足三里	少冲大敦	阳谷腕骨
15～17	甲申	三焦输原	液门	足临泣	公孙	照海	膀胱	束骨足通谷	后溪足临泣	足通谷京骨
17～19	乙酉	★大敦	★大敦	—	申脉	外关	肾	涌泉大敦	至阴商阳	阴谷太溪
19～21	丙戌	—	—	阳谷	内关	申脉	包络	大陵太白	复溜经渠	劳宫大陵
21～23	丁亥	少府	少府	—	照海	照海	三焦	天井足三里	中冲大敦	支沟阳池

三、丙寅日开穴

表 7–3　丙寅日开穴表

开穴日期	
2021年	1月18日，3月19日，5月18日，7月17日，9月15日，11月14日
2022年	1月13日，3月14日，5月13日，7月12日，9月10日，11月9日
2023年	1月8日，3月9日，5月8日，7月7日，9月5日，11月4日
2024年	1月3日，3月3日，5月2日，7月1日，8月30日，10月29日，12月28日
2025年	2月26日，4月27日，6月26日，8月25日，10月24日，12月23日
2026年	2月21日，4月22日，6月21日，8月20日，10月19日，12月18日
2027年	2月16日，4月17日，6月16日，8月15日，10月14日，12月13日
2028年	2月11日，4月11日，6月10日，8月9日，10月8日，12月7日
2029年	2月5日，4月6日，6月5日，8月4日，10月3日，12月2日
2030年	1月31日，4月1日，5月31日，7月30日，9月28日，11月27日
2031年	1月26日，3月27日，5月26日，7月25日，9月23日，11月22日
2032年	1月21日，3月21日，5月20日，7月19日，9月17日，11月16日

基本信息		纳甲法			飞腾八法	灵龟八法	纳子法			
时间范围	时辰	阎明广法	徐凤法	合日互用			经脉	实证	虚证	虚实夹杂
23～1	戊子	—	—	足三里	足临泣	照海	胆	阳辅 阳谷	中渚 足临泣	足临泣 丘墟
1～3	己丑	太白	太白 太冲	—	列缺	照海	肝	行间 少府	侠溪 足通谷	大敦 太冲
3～5	庚寅	—	—	天井	外关	外关	肺	尺泽 阴谷	曲泉 阴谷	经渠 太渊
5～7	辛卯	经渠	经渠	少商	后溪	申脉	大肠	二间 足通谷	太渊 太白	商阳 合谷
7～9	壬辰	—	—	—	公孙	内关	胃	厉兑 商阳	曲池 足三里	足三里 冲阳
9～11	癸巳	阴谷	阴谷	然谷	申脉	公孙	脾	商丘 经渠	解溪 阳谷	太白
11～13	甲午	—	—	—	公孙	公孙	心	神门 太白	大都 少府	少府 神门
13～15	乙未	心包 五输	劳宫	太冲	申脉	足临泣	小肠	小海 足三里	少冲 大敦	阳谷 腕骨
15～17	丙申	★少泽	★少泽	—	内关	照海	膀胱	束骨 足通谷	后溪 足临泣	足通谷 京骨
17～19	丁酉	—	—	灵道	照海	足列缺	肾	涌泉 大敦	至阴 商阳	阴谷 太溪
19～21	戊戌	内庭	内庭	—	足临泣	后溪	包络	大陵 太白	复溜 经渠	劳宫 大陵
21～23	己亥	—	—	阴陵泉	列缺	申脉	三焦	天井 足三里	中冲 大敦	支沟 阳池

四、丁卯日开穴

表 7-4　丁卯日开穴表

开穴日期
2021年	1月19日，3月20日，5月19日，7月18日，9月16日，11月15日
2022年	1月14日，3月15日，5月14日，7月13日，9月11日，11月10日
2023年	1月9日，3月10日，5月9日，7月8日，9月6日，11月5日
2024年	1月4日，3月4日，5月3日，7月2日，8月31日，10月30日，12月29日
2025年	2月27日，4月28日，6月27日，8月26日，10月25日，12月24日
2026年	2月22日，4月23日，6月22日，8月21日，10月20日，12月19日
2027年	2月17日，4月18日，6月17日，8月16日，10月15日，12月14日
2028年	2月12日，4月12日，6月11日，8月10日，10月9日，12月8日
2029年	2月6日，4月7日，6月6日，8月5日，10月4日，12月3日
2030年	2月1日，4月2日，6月1日，7月31日，9月29日，11月28日
2031年	1月27日，3月28日，5月27日，7月26日，9月24日，11月23日
2032年	1月22日，3月22日，5月21日，7月20日，9月18日，11月17日

基本信息		纳甲法			飞腾八法	灵龟八法	纳子法			
时间范围	时辰	阎明广法	徐凤法	合日互用			经脉	实证	虚证	虚实夹杂
23～1	庚子	三间 腕骨	三间 腕骨	—	外关	外关	胆	阳辅 阳谷	中渚 足临泣	足临泣 丘墟
1～3	辛丑	—	—	曲泽	后溪	申脉	肝	行间 少府	侠溪 足通谷	大敦 太冲
3～5	壬寅	昆仑	昆仑	至阴	公孙	照海	肺	尺泽 阴谷	曲泉 阴谷	经渠 太渊
5～7	癸卯	—	—	—	申脉	外关	大肠	二间 足通谷	太渊 太白	商阳 合谷
7～9	甲辰	阳陵泉	阳陵泉	侠溪	公孙	公孙	胃	厉兑 商阳	曲池 足三里	足三里 冲阳
9～11	乙巳	—	—	—	申脉	足临泣	脾	商丘 经渠	解溪 阳谷	太白
11～13	丙午	三焦 输原	中渚	后溪	内关	照海	心	神门 太白	大都 少府	少府 神门
13～15	丁未	★少冲	★少冲	—	照海	公孙	小肠	小海 足三里	少冲 大敦	阳谷 腕骨
15～17	戊申	—	—	解溪	足临泣	足临泣	膀胱	束骨 足通谷	后溪 足临泣	足通谷 京骨
17～19	己酉	大都	大都	—	列缺	申脉	肾	涌泉 大敦	至阴 商阳	阴谷 太溪
19～21	庚戌	—	—	曲池	外关	照海	包络	大陵 太白	复溜 经渠	劳宫 大陵
21～23	辛亥	太渊	太渊 神门	—	后溪	外关	三焦	中冲 大敦	支沟 阳池	大敦 太冲

五、戊辰日开穴

表 7-5　戊辰日开穴表

开穴日期	
2021年	1月20日，3月21日，5月20日，7月19日，9月17日，11月16日
2022年	1月15日，3月16日，5月15日，7月14日，9月12日，11月11日
2023年	1月10日，3月11日，5月10日，7月9日，9月7日，11月6日
2024年	1月5日，3月5日，5月4日，7月3日，9月1日，10月31日，12月30日
2025年	2月28日，4月29日，6月28日，8月27日，10月26日，12月25日
2026年	2月23日，4月24日，6月23日，8月22日，10月21日，12月20日
2027年	2月18日，4月19日，6月18日，8月17日，10月16日，12月15日
2028年	2月13日，4月13日，6月12日，8月11日，10月10日，12月9日
2029年	2月7日，4月8日，6月7日，8月6日，10月5日，12月4日
2030年	2月2日，4月3日，6月2日，8月1日，9月30日，11月29日
2031年	1月28日，3月29日，5月28日，7月27日，9月25日，11月24日
2032年	1月23日，3月23日，5月22日，7月21日，9月19日，11月18日

基本信息		纳甲法			飞腾八法	灵龟八法	纳子法			
时间范围	时辰	阎明广法	徐凤法	合日互用			经脉	实证	虚证	虚实夹杂
23～1	壬子	—	—	关冲	公孙	照海	胆	阳辅 阳谷	中渚 足临泣	足临泣 丘墟
1～3	癸丑	复溜	复溜	—	申脉	外关	肝	行间 少府	侠溪 足通谷	大敦 太冲
3～5	甲寅	—	—	公孙	公孙	公孙	肺	尺泽 阴谷	曲泉 阴谷	经渠 太渊
5～7	乙卯	曲泉	曲泉	—	申脉	临泣	大肠	二间 足通谷	太渊 太白	商阳 合谷
7～9	丙辰	—	—	—	内关	照海	胃	厉兑 商阳	曲池 足三里	足三里 冲阳
9～11	丁巳	心包经五穴	大陵	—	照海	列缺	脾	商丘 经渠	解溪 阳谷	太白
11～13	戊午	★厉兑	★厉兑	—	足临泣	足临泣	心	神门 太白	大都 少府	少府 神门
13～15	己未	—	—	—	列缺	后溪	小肠	小海 足三里	少冲 大敦	阳谷 腕骨
15～17	庚申	二间	二间	—	外关	照海	膀胱	束骨 足通谷	后溪 足临泣	足通谷 京骨
17～19	辛酉	—	—	—	后溪	外关	肾	涌泉 大敦	至阴 商阳	阴谷 太溪
19～21	壬戌	束骨 冲阳	束骨 冲阳	—	公孙	申脉	包络	大陵 太白	复溜 经渠	劳宫 大陵
21～23	癸亥	—	—	涌泉	申脉	内关	三焦	天井 足三里	中冲 大敦	支沟 阳池

六、己巳日开穴

表 7-6　己巳日开穴表

开穴日期
2021年 1月21日，3月22日，5月21日，7月20日，9月18日，11月17日
2022年 1月16日，3月17日，5月16日，7月15日，9月13日，11月12日
2023年 1月11日，3月12日，5月11日，7月10日，9月8日，11月7日
2024年 1月6日，3月6日，5月5日，7月4日，9月2日，11月1日，12月31日
2025年 3月1日，4月30日，6月29日，8月28日，10月27日，12月26日
2026年 2月24日，4月25日，6月24日，8月23日，10月22日，12月21日
2027年 2月19日，4月20日，6月19日，8月18日，10月17日，12月16日
2028年 2月14日，4月14日，6月13日，8月12日，10月11日，12月10日
2029年 2月8日，4月9日，6月8日，8月7日，10月6日，12月5日
2030年 2月3日，4月4日，6月3日，8月2日，10月1日，11月30日
2031年 1月29日，3月30日，5月29日，7月28日，9月26日，11月25日
2032年 1月24日，3月24日，5月23日，7月22日，9月20日，11月19日

基本信息		纳甲法			飞腾八法	灵龟八法	纳子法			
时间范围	时辰	阎明广法	徐凤法	合日互用			经脉	实证	虚证	虚实夹杂
23～1	甲子	阳辅	阳辅	—	公孙	照海	胆	阳辅 阳谷	中渚 足临泣	足临泣 丘墟
1～3	乙丑	—	—	行间	申脉	外关	肝	行间 少府	侠溪 足通谷	大敦 太冲
3～5	丙寅	小海	小海	—	内关	申脉	肺	尺泽 阴谷	曲泉 阴谷	经渠 太渊
5～7	丁卯	—	—	神门	照海	照海	大肠	二间 足通谷	太渊 太白	商阳 合谷
7～9	戊辰	三焦输原	支沟	—	足临泣	外关	胃	厉兑 商阳	曲池 足三里	足三里 冲阳
9～11	己巳	★隐白	★隐白	商丘	列缺	公孙	脾	商丘 经渠	解溪 阳谷	太白
11～13	庚午	—	—	—	外关	足临泣	心	神门 太白	大都 少府	少府 神门
13～15	辛未	鱼际	鱼际	尺泽	后溪	照海	小肠	小海 足三里	少冲 大敦	阳谷 腕骨
15～17	壬申	—	—	—	公孙	公孙	膀胱	束骨 足通谷	后溪 足临泣	足通谷 京骨
17～19	癸酉	太溪	太溪 太白	中冲	申脉	足临泣	肾	涌泉 大敦	至阴 商阳	阴谷 太溪
19～21	甲戌	—	—	窍阴	公孙	申脉	包络	大陵 太白	复溜 经渠	劳宫 大陵
21～23	乙亥	中封	中封	—	申脉	照海	三焦	天井 足三里	中冲 大敦	支沟 阳池

七、庚午日开穴

表 7-7　庚午日开穴表

开穴日期
2021年	1月22日，3月23日，5月22日，7月21日，9月19日，11月18日
2022年	1月17日，3月18日，5月17日，7月16日，9月14日，11月13日
2023年	1月12日，3月13日，5月12日，7月11日，9月9日，11月8日
2024年	1月7日，3月7日，5月6日，7月5日，9月3日，11月2日
2025年	1月1日，3月2日，5月1日，6月30日，8月29日，10月28日，12月27日
2026年	2月25日，4月26日，6月25日，8月24日，10月23日，12月22日
2027年	2月20日，4月21日，6月20日，8月19日，10月18日，12月17日
2028年	2月15日，4月15日，6月14日，8月13日，10月12日，12月11日
2029年	2月9日，4月10日，6月9日，8月8日，10月7日，12月6日
2030年	2月4日，4月5日，6月4日，8月3日，10月2日，12月1日
2031年	1月30日，3月31日，5月30日，7月29日，9月27日，11月26日
2032年	1月25日，3月25日，5月24日，7月23日，9月21日，11月20日

基本信息		纳甲法			飞腾八法	灵龟八法	纳子法			
时间范围	时辰	阎明广法	徐凤法	合日互用			经脉	实证	虚证	虚实夹杂
23～1	丙子	—	—	前谷	内关	照海	胆	阳辅 阳谷	中渚 足临泣	足临泣 丘墟
1～3	丁丑	少海	少海	—	照海	外关	肝	行间 少府	侠溪 足通谷	大敦 太冲
3～5	戊寅	—	—	丘墟	足临泣	申脉	肺	尺泽 阴谷	曲泉 阴谷	经渠 太渊
5～7	己卯	心包 五输	间使	—	列缺	足临泣	大肠	二间 足通谷	太渊 太白	商阳 合谷
7～9	庚辰	★商阳	★商阳	阳溪	外关	照海	胃	厉兑 商阳	曲池 足三里	足三里 冲阳
9～11	辛巳	—	—	—	后溪	列缺	脾	商丘 经渠	解溪 阳谷	太白
11～13	壬午	足通谷	足通谷	委中	公孙	足临泣	心	神门 太白	大都 少府	少府 神门
13～15	癸未	—	—	—	申脉	照海	小肠	小海 足三里	少冲 大敦	阳谷 腕骨
15～17	甲申	足临泣 合谷	足临泣 合谷	液门	公孙	照海	膀胱	束骨 足通谷	后溪 足临泣	足通谷 京骨
17～19	乙酉	—	—	大敦	申脉	外关	肾	涌泉 大敦	至阴 商阳	阴谷 太溪
19～21	丙戌	阳谷	阳谷	—	内关	申脉	包络	大陵 太白	复溜 经渠	劳宫 大陵
21～23	丁亥	—	—	少府	照海	内关	三焦	天井 足三里	中冲 大敦	支沟 阳池

八、辛未日开穴

表 7-8 辛未日开穴表

开穴日期
2021年	1月23日，3月24日，5月23日，7月22日，9月20日，11月19日
2022年	1月18日，3月19日，5月18日，7月17日，9月15日，11月14日
2023年	1月13日，3月14日，5月13日，7月12日，9月10日，11月9日
2024年	1月8日，3月8日，5月7日，7月6日，9月4日，11月3日
2025年	1月2日，3月3日，5月2日，7月1日，8月30日，10月29日，12月28日
2026年	2月26日，4月27日，6月26日，8月25日，10月24日，12月23日
2027年	2月21日，4月22日，6月21日，8月20日，10月19日，12月18日
2028年	2月16日，4月16日，6月15日，8月14日，10月13日，12月12日
2029年	2月10日，4月11日，6月10日，8月9日，10月8日，12月7日
2030年	2月5日，4月6日，6月5日，8月4日，10月3日，12月2日
2031年	1月31日，4月1日，5月31日，7月30日，9月28日，11月27日
2032年	1月26日，3月26日，5月25日，7月24日，9月22日，11月21日

基本信息		纳甲法			飞腾八法	灵龟八法	纳子法			
时间范围	时辰	阎明广法	徐凤法	合日互用			经脉	实证	虚证	虚实夹杂
23～1	戊子	足三里	足三里	—	足临泣	申脉	胆	阳辅 阳谷	中渚 足临泣	足临泣 丘墟
1～3	己丑	—	—	太白	列缺	足临泣	肝	行间 少府	侠溪 足通谷	大敦 太冲
3～5	庚寅	三焦输原	天井	—	外关	照海	肺	尺泽 阴谷	曲泉 阴谷	经渠 太渊
5～7	辛卯	★少商	★少商	经渠	后溪	公孙	大肠	二间 足通谷	太渊 太白	商阳 合谷
7～9	壬辰	—	—	—	公孙	足临泣	胃	厉兑 商阳	曲池 足三里	足三里 冲阳
9～11	癸巳	然谷	然谷	阴谷	申脉	照海	脾	商丘 经渠	解溪 阳谷	太白
11～13	甲午				公孙	照海	心	神门 太白	大都 少府	少府 神门
13～15	乙未	太冲	太冲 太渊	劳宫	申脉	外关	小肠	小海 足三里	少冲 大敦	阳谷 腕骨
15～17	丙申	—	—	少泽	内关	申脉	膀胱	束骨 足通谷	后溪 足临泣	足通谷 京骨
17～19	丁酉	灵道	灵道	—	照海	照海	肾	涌泉 大敦	至阴 商阳	阴谷 太溪
19～21	戊戌	—	—	内庭	足临泣	外关	包络	大陵 太白	复溜 经渠	劳宫 大陵
21～23	己亥	阴陵泉	阴陵泉	—	列缺	公孙	三焦	天井 足三里	中冲 大敦	支沟 阳池

九、壬申日开穴

表 7-9 壬申日开穴表

开穴日期
2021年	1月24日，3月25日，5月24日，7月23日，9月21日，11月20日
2022年	1月19日，3月20日，5月19日，7月18日，9月16日，11月15日
2023年	1月14日，3月15日，5月14日，7月13日，9月11日，11月10日
2024年	1月9日，3月9日，5月8日，7月7日，9月5日，11月4日
2025年	1月3日，3月4日，5月3日，7月2日，8月31日，10月30日，12月29日
2026年	2月27日，4月28日，6月27日，8月26日，10月25日，12月24日
2027年	2月22日，4月23日，6月22日，8月21日，10月20日，12月19日
2028年	2月17日，4月17日，6月16日，8月15日，10月14日，12月13日
2029年	2月11日，4月12日，6月11日，8月10日，10月9日，12月8日
2030年	2月6日，4月7日，6月6日，8月5日，10月4日，12月3日
2031年	2月1日，4月2日，6月1日，7月31日，9月29日，11月28日
2032年	1月27日，3月27日，5月26日，7月25日，9月23日，11月22日

基本信息		纳甲法			飞腾八法	灵龟八法	纳子法			
时间范围	时辰	阎明广法	徐凤法	合日互用			经脉	实证	虚证	虚实夹杂
23～1	庚子	—	—	腕骨	外关	后溪	胆	阳辅阳谷	中渚足临泣	足临泣丘墟
1～3	辛丑	心包五输	曲泽	—	后溪	照海	肝	行间少府	侠溪足通谷	大敦太冲
3～5	壬寅	★至阴	★至阴	昆仑	公孙	外关	肺	尺泽阴谷	曲泉阴谷	经渠太渊
5～7	癸卯	—	—		申脉	申脉	大肠	二间足通谷	太渊太白	商阳合谷
7～9	甲辰	侠溪	侠溪	阳陵泉	公孙	足临泣	胃	厉兑商阳	曲池足三里	足三里冲阳
9～11	乙巳	—	—		申脉	照海	脾	商丘经渠	解溪阳谷	太白
11～13	丙午	后溪京骨	后溪京骨阳池	中渚	内关	公孙	心	神门太白	大都少府	少府神门
13～15	丁未	—	—	少冲	照海	足临泣	小肠	小海足三里	少冲大敦	阳谷腕骨
15～17	戊申	解溪	解溪	—	足临泣	照海	膀胱	束骨足通谷	后溪足临泣	足通谷京骨
17～19	己酉	—	—	大都	列缺	照海	肾	涌泉大敦	至阴商阳	阴谷太溪
19～21	庚戌	曲池	曲池	—	外关	外关	包络	大陵太白	复溜经渠	劳宫大陵
21～23	辛亥	—	—	太渊	后溪	申脉	三焦	天井足三里	中冲大敦	支沟阳池

一〇、癸酉日开穴

表7-10 癸酉日开穴表

开穴日期					
2021年	1月25日，3月26日，5月25日，7月24日，9月22日，11月21日				
2022年	1月20日，3月21日，5月20日，7月19日，9月17日，11月16日				
2023年	1月15日，3月16日，5月15日，7月14日，9月12日，11月11日				
2024年	1月10日，3月10日，5月9日，7月8日，9月6日，11月5日				
2025年	1月4日，3月5日，5月4日，7月3日，9月1日，10月31日，12月30日				
2026年	2月28日，4月29日，6月28日，8月27日，10月26日，12月25日				
2027年	2月23日，4月24日，6月23日，8月22日，10月21日，12月20日				
2028年	2月18日，4月18日，6月17日，8月16日，10月15日，12月14日				
2029年	2月12日，4月13日，6月12日，8月11日，10月10日，12月9日				
2030年	2月7日，4月8日，6月7日，8月6日，10月5日，12月4日				
2031年	2月2日，4月3日，6月2日，8月1日，9月30日，11月29日				
2032年	1月28日，3月28日，5月27日，7月26日，9月24日，11月23日				

基本信息		纳甲法			飞腾八法	灵龟八法	纳子法			
时间范围	时辰	阎明广法	徐凤法	合日互用			经脉	实证	虚证	虚实夹杂
23～1	壬子	★关冲	★关冲	—	公孙	申脉	胆	阳辅 阳谷	中渚 足临泣	足临泣 丘墟
1～3	癸丑	★中冲	—	复溜	申脉	照海	肝	行间 少府	侠溪 足通谷	大敦 太冲
3～5	甲寅	液门	—	—	公孙	照海	肺	尺泽 阴谷	曲泉 阴谷	经渠 太渊
5～7	乙卯	劳宫	—	曲泉	申脉	公孙	大肠	二间 足通谷	太渊 太白	商阳 合谷
7～9	丙辰	中渚	—	—	内关	足临泣	胃	厉兑 商阳	曲池 足三里	足三里 冲阳
9～11	丁巳	大陵	—	大陵	照海	照海	脾	商丘 经渠	解溪 阳谷	太白
11～13	戊午	支沟	—	厉兑	足临泣	公孙	心	神门 太白	大都 少府	少府 神门
13～15	己未	间使	—	—	列缺	外关	小肠	小海 足三里	少冲 大敦	阳谷 腕骨
15～17	庚申	天井	—	二间	外关	申脉	膀胱	束骨 足通谷	后溪 足临泣	足通谷 京骨
17～19	辛酉	曲泽	—	—	后溪	照海	肾	涌泉 大敦	至阴 商阳	阴谷 太溪
19～21	壬戌	三焦 输原	—	束骨	公孙	外关	包络	大陵 太白	复溜 经渠	劳宫 大陵
21～23	癸亥	★涌泉	★涌泉	—	申脉	申脉	三焦	天井 足三里	中冲 大敦	支沟 阳池

一一、甲戌日开穴

表 7-11　甲戌日开穴表

开穴日期					
2021年	1月26日，3月27日，5月26日，7月25日，9月23日，11月22日				
2022年	1月21日，3月22日，5月21日，7月20日，9月18日，11月17日				
2023年	1月16日，3月17日，5月16日，7月15日，9月13日，11月12日				
2024年	1月11日，3月11日，5月10日，7月9日，9月7日，11月6日				
2025年	1月5日，3月6日，5月5日，7月4日，9月2日，11月1日，12月31日				
2026年	3月1日，4月30日，6月29日，8月28日，10月27日，12月26日				
2027年	2月24日，4月25日，6月24日，8月23日，10月22日，12月21日				
2028年	2月19日，4月19日，6月18日，8月17日，10月16日，12月15日				
2029年	2月13日，4月14日，6月13日，8月12日，10月11日，12月10日				
2030年	2月8日，4月9日，6月8日，8月7日，10月6日，12月5日				
2031年	2月3日，4月4日，6月3日，8月2日，10月1日，11月30日				
2032年	1月29日，3月29日，5月28日，7月27日，9月25日，11月24日				

基本信息		纳甲法			飞腾八法	灵龟八法	纳子法			
时间范围	时辰	阎明广法	徐凤法	合日互用			经脉	实证	虚证	虚实夹杂
23~1	甲子	—	—	阳辅	公孙	照海	胆	阳辅 阳谷	中渚 足临泣	足临泣 丘墟
1~3	乙丑	行间	行间	—	申脉	列缺	肝	行间 少府	侠溪 足通谷	大敦 太冲
3~5	丙寅	—	—	小海	内关	后溪	肺	尺泽 阴谷	曲泉 阴谷	经渠 太渊
5~7	丁卯	神门	神门 大陵 太溪	—	照海	照海	大肠	二间 足通谷	太渊 太白	商阳 合谷
7~9	戊辰	—	—	支沟	足临泣	外关	胃	厉兑 商阳	曲池 足三里	足三里 冲阳
9~11	己巳	商丘	商丘	隐白	列缺	公孙	脾	商丘 经渠	解溪 阳谷	太白
11~13	庚午	—	—	—	外关	申脉	心	神门 太白	大都 少府	少府 神门
13~15	辛未	尺泽	尺泽	鱼际	后溪	内关	小肠	小海 足三里	少冲 大敦	阳谷 腕骨
15~17	壬申	—	—	—	公孙	公孙	膀胱	束骨 足通谷	后溪 足临泣	足通谷 京骨
17~19	癸酉	心包 五输	★中冲	太溪	申脉	足临泣	肾	涌泉 大敦	至阴 商阳	阴谷 太溪
19~21	甲戌	★窍阴	★窍阴	—	公孙	后溪	包络	大陵 太白	复溜 经渠	劳宫 大陵
21~23	乙亥	—	—	中封	申脉	照海	三焦	天井 足三里	中冲 大敦	支沟 阳池

一二、乙亥日开穴

表 7-12　乙亥日开穴表

开穴日期	
2021年	1月27日，3月28日，5月27日，7月26日，9月24日，11月23日
2022年	1月22日，3月23日，5月22日，7月21日，9月19日，11月18日
2023年	1月17日，3月18日，5月17日，7月16日，9月14日，11月13日
2024年	1月12日，3月12日，5月11日，7月10日，9月8日，11月7日
2025年	1月6日，3月7日，5月6日，7月5日，9月3日，11月2日
2026年	1月1日，3月2日，5月1日，6月30日，8月29日，10月28日，12月27日
2027年	2月25日，4月26日，6月25日，8月24日，10月23日，12月22日
2028年	2月20日，4月20日，6月19日，8月18日，10月17日，12月16日
2029年	2月14日，4月15日，6月14日，8月13日，10月12日，12月11日
2030年	2月9日，4月10日，6月9日，8月8日，10月7日，12月6日
2031年	2月4日，4月5日，6月4日，8月3日，10月2日，12月1日
2032年	1月30日，3月30日，5月29日，7月28日，9月26日，11月25日

基本信息		纳甲法			飞腾八法	灵龟八法	纳子法			
时间范围	时辰	阎明广法	徐凤法	合日互用			经脉	实证	虚证	虚实夹杂
23～1	丙子	前谷	前谷	—	内关	照海	胆	阳辅 阳谷	中渚 足临泣	足临泣 丘墟
1～3	丁丑	—	—	少海	照海	公孙	肝	行间 少府	侠溪 足通谷	大敦 太冲
3～5	戊寅	陷谷 丘墟	丘墟 陷谷	—	足临泣	足临泣	肺	尺泽 阴谷	曲泉 阴谷	经渠 太渊
5～7	己卯	—	—	间使	列缺	申脉	大肠	二间 足通谷	太渊 太白	商阳 合谷
7～9	庚辰	阳溪	阳溪	商阳	外关	照海	胃	厉兑 商阳	曲池 足三里	足三里 冲阳
9～11	辛巳	—	—		后溪	外关	脾	商丘 经渠	解溪 阳谷	太白
11～13	壬午	委中	委中	足通谷	公孙	申脉	心	神门 太白	大都 少府	少府 神门
13～15	癸未	—	—	申脉	申脉	照海	小肠	小海 足三里	少冲 大敦	阳谷 腕骨
15～17	甲申	三焦 输原	液门	足临泣	公孙	照海	膀胱	束骨 足通谷	后溪 足临泣	足通谷 京骨
17～19	乙酉	★大敦	★大敦	—	申脉	公孙	肾	涌泉 大敦	至阴 商阳	阴谷 太溪
19～21	丙戌	—	—	阳谷	内关	足临泣	包络	大陵 太白	复溜 经渠	劳宫 大陵
21～23	丁亥	少府	少府		照海	照海	三焦	天井 足三里	中冲 大敦	支沟 阳池

一三、丙子日开穴

表 7–13 丙子日开穴表

开穴日期
2021年	1月28日，3月29日，5月28日，7月27日，9月25日，11月24日
2022年	1月23日，3月24日，5月23日，7月22日，9月20日，11月19日
2023年	1月18日，3月19日，5月18日，7月17日，9月15日，11月14日
2024年	1月13日，3月13日，5月12日，7月11日，9月9日，11月8日
2025年	1月7日，3月8日，5月7日，7月6日，9月4日，11月3日
2026年	1月2日，3月3日，5月2日，7月1日，8月30日，10月29日，12月28日
2027年	2月26日，4月27日，6月26日，8月25日，10月24日，12月23日
2028年	2月21日，4月21日，6月20日，8月19日，10月18日，12月17日
2029年	2月15日，4月16日，6月15日，8月14日，10月13日，12月12日
2030年	2月10日，4月11日，6月10日，8月9日，10月8日，12月7日
2031年	2月5日，4月6日，6月5日，8月4日，10月3日，12月2日
2032年	1月31日，3月31日，5月30日，7月29日，9月27日，11月26日

基本信息		纳甲法			飞腾八法	灵龟八法	纳子法			
时间范围	时辰	阎明广法	徐凤法	合日互用			经脉	实证	虚证	虚实夹杂
23～1	戊子	—	—	足三里	足临泣	申脉	胆	阳辅 阳谷	中渚 足临泣	足临泣 丘墟
1～3	己丑	太白	太白 太冲	—	列缺	足临泣	肝	行间 少府	侠溪 足通谷	大敦 太冲
3～5	庚寅	—	—	天井	外关	照海	肺	尺泽 阴谷	曲泉 阴谷	经渠 太渊
5～7	辛卯	经渠	经渠	少商	后溪	列缺	大肠	二间 足通谷	太渊 太白	商阳 合谷
7～9	壬辰	—	—	—	公孙	后溪	胃	厉兑 商阳	曲池 足三里	足三里 冲阳
9～11	癸巳	阴谷	阴谷	然谷	申脉	照海	脾	商丘 经渠	解溪 阳谷	太白
11～13	甲午	—	—	—	公孙	照海	心	神门 太白	大都 少府	少府 神门
13～15	乙未	心包 五输	劳宫	太冲	申脉	外关	小肠	小海 足三里	少冲 大敦	阳谷 腕骨
15～17	丙申	★少泽	★少泽	—	内关	申脉	膀胱	束骨 足通谷	后溪 足临泣	足通谷 京骨
17～19	丁酉	—	—	灵道	照海	内关	肾	涌泉 大敦	至阴 商阳	阴谷 太溪
19～21	戊戌	内庭	内庭	—	足临泣	公孙	包络	大陵 太白	复溜 经渠	劳宫 大陵
21～23	己亥	—	—	阴陵泉	列缺	列缺	三焦	天井 足三里	中冲 大敦	支沟 阳池

一四、丁丑日开穴

表7-14 丁丑日开穴表

开穴日期
2021年	1月29日，3月30日，5月29日，7月28日，9月26日，11月25日
2022年	1月24日，3月25日，5月24日，7月23日，9月21日，11月20日
2023年	1月19日，3月20日，5月19日，7月18日，9月16日，11月15日
2024年	1月14日，3月14日，5月13日，7月12日，9月10日，11月9日
2025年	1月8日，3月9日，5月8日，7月7日，9月5日，11月4日
2026年	1月3日，3月4日，5月3日，7月2日，8月31日，10月30日，12月29日
2027年	2月27日，4月28日，6月27日，8月26日，10月25日，12月24日
2028年	2月22日，4月22日，6月21日，8月20日，10月19日，12月18日
2029年	2月16日，4月17日，6月16日，8月15日，10月14日，12月13日
2030年	2月11日，4月12日，6月11日，8月10日，10月9日，12月8日
2031年	2月6日，4月7日，6月6日，8月5日，10月4日，12月3日
2032年	2月1日，4月1日，5月31日，7月30日，9月28日，11月27日

基本信息		纳甲法			飞腾八法	灵龟八法	纳子法			
时间范围	时辰	阎明广法	徐凤法	合日互用			经脉	实证	虚证	虚实夹杂
23～1	庚子	三间腕骨	三间腕骨	—	外关	照海	胆	阳辅阳谷	中渚足临泣	足临泣丘墟
1～3	辛丑	—	—	曲泽	后溪	外关	肝	行间少府	侠溪足通谷	大敦太冲
3～5	壬寅	昆仑	昆仑	至阴	公孙	申脉	肺	尺泽阴谷	曲泉阴谷	经渠太渊
5～7	癸卯	—	—	—	申脉	照海	大肠	二间足通谷	太渊太白	商阳合谷
7～9	甲辰	阳陵泉	阳陵泉	侠溪	公孙	照海	胃	厉兑商阳	曲池足三里	足三里冲阳
9～11	乙巳	—	—	—	申脉	公孙	脾	商丘经渠	解溪阳谷	太白
11～13	丙午	三焦输原	中渚	后溪	内关	足临泣	心	神门太白	大都少府	少府神门
13～15	丁未	★少冲	★少冲	—	照海	照海	小肠	小海足三里	少冲大敦	阳谷腕骨
15～17	戊申	—	—	解溪	足临泣	公孙	膀胱	束骨足通谷	后溪足临泣	足通谷京骨
17～19	己酉	大都	大都	—	列缺	外关	肾	涌泉大敦	至阴商阳	阴谷太溪
19～21	庚戌	—	—	曲池	外关	申脉	包络	大陵太白	复溜经渠	劳宫大陵
21～23	辛亥	太渊	太渊神门	—	后溪	照海	三焦	天井足三里	中冲大敦	支沟阳池

一五、戊寅日开穴

表 7-15　戊寅日开穴表

开穴日期	
2021年	1月30日，3月31日，5月30日，7月29日，9月27日，11月26日
2022年	1月25日，3月26日，5月25日，7月24日，9月22日，11月21日
2023年	1月20日，3月21日，5月20日，7月19日，9月17日，11月16日
2024年	1月15日，3月15日，5月14日，7月13日，9月11日，11月10日
2025年	1月9日，3月10日，5月9日，7月8日，9月6日，11月5日
2026年	1月4日，3月5日，5月4日，7月3日，9月1日，10月31日，12月30日
2027年	2月28日，4月29日，6月28日，8月27日，10月26日，12月25日
2028年	2月23日，4月23日，6月22日，8月21日，10月20日，12月19日
2029年	2月17日，4月18日，6月17日，8月16日，10月15日，12月14日
2030年	2月12日，4月13日，6月12日，8月11日，10月10日，12月9日
2031年	2月7日，4月8日，6月7日，8月6日，10月5日，12月4日
2032年	2月2日，4月2日，6月1日，7月31日，9月29日，11月28日

基本信息		纳甲法			飞腾八法	灵龟八法	纳子法			
时间范围	时辰	阎明广法	徐凤法	合日互用			经脉	实证	虚证	虚实夹杂
23～1	壬子	—	—	关冲	公孙	外关	胆	阳辅 阳谷	中渚 足临泣	足临泣 丘墟
1～3	癸丑	复溜	复溜	—	申脉	申脉	肝	行间 少府	侠溪 足通谷	大敦 太冲
3～5	甲寅	—	—	—	公孙	足临泣	肺	尺泽 阴谷	曲泉 阴谷	经渠 太渊
5～7	乙卯	曲泉	曲泉	—	申脉	照海	大肠	二间 足通谷	太渊 太白	商阳 合谷
7～9	丙辰	—	—	—	内关	列缺	胃	厉兑 商阳	曲池 足三里	足三里 冲阳
9～11	丁巳	心包经 五穴	大陵	—	照海	后溪	脾	商丘 经渠	解溪 阳谷	太白
11～13	戊午	★厉兑	★厉兑	—	足临泣	照海	心	神门 太白	大都 少府	少府 神门
13～15	己未	—	—	—	列缺	照海	小肠	小海 足三里	少冲 大敦	阳谷 腕骨
15～17	庚申	二间	二间	—	外关	外关	膀胱	束骨 足通谷	后溪 足临泣	足通谷 京骨
17～19	辛酉	—	—	—	后溪	申脉	肾	涌泉 大敦	至阴 商阳	阴谷 太溪
19～21	壬戌	束骨 冲阳	束骨 冲阳	—	公孙	内关	包络	大陵 太白	复溜 经渠	劳宫 大陵
21～23	癸亥	—	—	涌泉	申脉	公孙	三焦	天井 足三里	中冲 大敦	支沟 阳池

创新与应用

一六、己卯日开穴

表 7-16　己卯日开穴表

开穴日期
2021年	1月31日，4月1日，5月31日，7月30日，9月28日，11月27日
2022年	1月26日，3月27日，5月26日，7月25日，9月23日，11月22日
2023年	1月21日，3月22日，5月21日，7月20日，9月18日，11月17日
2024年	1月16日，3月16日，5月15日，7月14日，9月12日，11月11日
2025年	1月10日，3月11日，5月10日，7月9日，9月7日，11月6日
2026年	1月5日，3月6日，5月5日，7月4日，9月2日，11月1日，12月31日
2027年	3月1日，4月30日，6月29日，8月28日，10月27日，12月26日
2028年	2月24日，4月24日，6月23日，8月22日，10月21日，12月20日
2029年	2月18日，4月19日，6月18日，8月17日，10月16日，12月15日
2030年	2月13日，4月14日，6月13日，8月12日，10月11日，12月10日
2031年	2月8日，4月9日，6月8日，8月7日，10月6日，12月5日
2032年	2月3日，4月3日，6月2日，8月1日，9月30日，11月29日

基本信息		纳甲法			飞腾八法	灵龟八法	纳子法			
时间范围	时辰	阎明广法	徐凤法	合日互用			经脉	实证	虚证	虚实夹杂
23～1	甲子	阳辅	阳辅	—	公孙	公孙	胆	阳辅阳谷	中渚足临泣	足临泣丘墟
1～3	乙丑	—	—	行间	申脉	足临泣	肝	行间少府	侠溪足通谷	大敦太冲
3～5	丙寅	小海	小海	—	内关	照海	肺	尺泽阴谷	曲泉阴谷	经渠太渊
5～7	丁卯	—	—	神门	照海	公孙	大肠	二间足通谷	太渊太白	商阳合谷
7～9	戊辰	三焦输原	支沟	—	足临泣	足临泣	胃	厉兑商阳	曲池足三里	足三里冲阳
9～11	己巳	★隐白	★隐白	商丘	列缺	申脉	脾	商丘经渠	解溪阳谷	太白
11～13	庚午	—	—	—	外关	照海	心	神门太白	大都少府	少府神门
13～15	辛未	鱼际	鱼际	尺泽	后溪	外关	小肠	小海足三里	少冲大敦	阳谷腕骨
15～17	壬申	—	—	—	公孙	申脉	膀胱	束骨足通谷	后溪足临泣	足通谷京骨
17～19	癸酉	太溪	太溪太白	中冲	申脉	照海	肾	涌泉大敦	至阴商阳	阴谷太溪
19～21	甲戌	—	—	窍阴	公孙	照海	包络	大陵太白	复溜经渠	劳宫大陵
21～23	乙亥	中封	中封	—	申脉	公孙	三焦	天井足三里	中冲大敦	支沟阳池

一七、庚辰日开穴

表 7-17 庚辰日开穴表

开穴日期
2021年	2月1日，4月2日，6月1日，7月31日，9月29日，11月28日
2022年	1月27日，3月28日，5月27日，7月26日，9月24日，11月23日
2023年	1月22日，3月23日，5月22日，7月21日，9月19日，11月18日
2024年	1月17日，3月17日，5月16日，7月15日，9月13日，11月12日
2025年	1月11日，3月12日，5月11日，7月10日，9月8日，11月7日
2026年	1月6日，3月7日，5月6日，7月5日，9月3日，11月2日
2027年	1月1日，3月2日，5月1日，6月30日，8月29日，10月28日，12月27日
2028年	2月25日，4月25日，6月24日，8月23日，10月22日，12月21日
2029年	2月19日，4月20日，6月19日，8月18日，10月17日，12月16日
2030年	2月14日，4月15日，6月14日，8月13日，10月12日，12月11日
2031年	2月9日，4月10日，6月9日，8月8日，10月7日，12月6日
2032年	2月4日，4月4日，6月3日，8月2日，10月1日，11月30日

基本信息		纳甲法			飞腾八法	灵龟八法	纳子法			
时间范围	时辰	阎明广法	徐凤法	合日互用			经脉	实证	虚证	虚实夹杂
23~1	丙子	—	—	前谷	内关	内关	胆	阳辅 阳谷	中渚 足临泣	足临泣 丘墟
1~3	丁丑	少海	少海	—	照海	公孙	肝	行间 少府	侠溪 足通谷	大敦 太冲
3~5	戊寅	—	—	丘墟	足临泣	足临泣	肺	尺泽 阴谷	曲泉 阴谷	经渠 太渊
5~7	己卯	心包 五输	间使	—	列缺	后溪	大肠	二间 足通谷	太渊 太白	商阳 合谷
7~9	庚辰	★商阳	★商阳	阳溪	外关	照海	胃	厉兑 商阳	曲池 足三里	足三里 冲阳
9~11	辛巳	—	—	—	后溪	外关	脾	商丘 经渠	解溪 阳谷	太白
11~13	壬午	足通谷	足通谷	委中	公孙	后溪	心	神门 太白	大都 少府	少府 神门
13~15	癸未				申脉	照海	小肠	小海 足三里	少冲 大敦	阳谷 腕骨
15~17	甲申	足临泣 合谷	足临泣 合谷	液门	公孙	内关	膀胱	束骨 足通谷	后溪 足临泣	足通谷 京骨
17~19	乙酉	—	—	大敦	申脉	公孙	肾	涌泉 大敦	至阴 商阳	阴谷 太溪
19~21	丙戌	阳谷	阳谷	—	内关	足临泣	包络	大陵 太白	复溜 经渠	劳宫 大陵
21~23	丁亥	—	—	少府	照海	照海	三焦	天井 足三里	中冲 大敦	支沟 阳池

一八、辛巳日开穴

表 7-18　辛巳日开穴表

开穴日期
2021年　2月2日，4月3日，6月2日，8月1日，9月30日，11月29日
2022年　1月28日，3月29日，5月28日，7月27日，9月25日，11月24日
2023年　1月23日，3月24日，5月23日，7月22日，9月20日，11月19日
2024年　1月18日，3月18日，5月17日，7月16日，9月14日，11月13日
2025年　1月12日，3月13日，5月12日，7月11日，9月9日，11月8日
2026年　1月7日，3月8日，5月7日，7月6日，9月4日，11月3日
2027年　1月2日，3月3日，5月2日，7月1日，8月30日，10月29日，12月28日
2028年　2月26日，4月26日，6月25日，8月24日，10月23日，12月22日
2029年　2月20日，4月21日，6月20日，8月19日，10月18日，12月17日
2030年　2月15日，4月16日，6月15日，8月14日，10月13日，12月12日
2031年　2月10日，4月11日，6月10日，8月9日，10月8日，12月7日
2032年　2月5日，4月5日，6月4日，8月3日，10月2日，12月1日

基本信息		纳甲法			飞腾八法	灵龟八法	纳子法			
时间范围	时辰	阎明广法	徐凤法	合日互用			经脉	实证	虚证	虚实夹杂
23～1	戊子	足三里	足三里	—	足临泣	足临泣	胆	阳辅阳谷	中渚足临泣	足临泣丘墟
1～3	己丑	—	—	太白	列缺	申脉	肝	行间少府	侠溪足通谷	大敦太冲
3～5	庚寅	三焦输原	天井	—	外关	照海	肺	尺泽阴谷	曲泉阴谷	经渠太渊
5～7	辛卯	★少商	★少商	经渠	后溪	外关	大肠	二间足通谷	太渊太白	商阳合谷
7～9	壬辰	—	—	—	公孙	申脉	胃	厉兑商阳	曲池足三里	足三里冲阳
9～11	癸巳	然谷	然谷	阴谷	申脉	照海	脾	商丘经渠	解溪阳谷	太白
11～13	甲午	—	—	—	公孙	照海	心	神门太白	大都少府	少府神门
13～15	乙未	太冲	太冲太渊	劳宫	申脉	公孙	小肠	小海足三里	少冲大敦	阳谷腕骨
15～17	丙申	—	—	少泽	内关	足临泣	膀胱	束骨足通谷	后溪足临泣	足通谷京骨
17～19	丁酉	灵道	灵道	—	照海	照海	肾	涌泉大敦	至阴商阳	阴谷太溪
19～21	戊戌	—	—	内庭	足临泣	公孙	包络	大陵太白	复溜经渠	劳宫大陵
21～23	己亥	阴陵泉	阴陵泉	—	列缺	外关	三焦	天井足三里	中冲大敦	支沟阳池

一九、壬午日开穴

表 7-19　壬午日开穴表

开穴日期	
2021年	2月3日，4月4日，6月3日，8月2日，10月1日，11月30日
2022年	1月29日，3月30日，5月29日，7月28日，9月26日，11月25日
2023年	1月24日，3月25日，5月24日，7月23日，9月21日，11月20日
2024年	1月19日，3月19日，5月18日，7月17日，9月15日，11月14日
2025年	1月13日，3月14日，5月13日，7月12日，9月10日，11月9日
2026年	1月8日，3月9日，5月8日，7月7日，9月5日，11月4日
2027年	1月3日，3月4日，5月3日，7月2日，8月31日，10月30日，12月29日
2028年	2月27日，4月27日，6月26日，8月25日，10月24日，12月23日
2029年	2月21日，4月22日，6月21日，8月20日，10月19日，12月18日
2030年	2月16日，4月17日，6月16日，8月15日，10月14日，12月13日
2031年	2月11日，4月12日，6月11日，8月10日，10月9日，12月8日
2032年	2月6日，4月6日，6月5日，8月4日，10月3日，12月2日

基本信息		纳甲法			飞腾八法	灵龟八法	纳子法			
时间范围	时辰	阎明广法	徐凤法	合日互用			经脉	实证	虚证	虚实夹杂
23～1	庚子	—	—	腕骨	外关	照海	胆	阳辅 阳谷	中渚 足临泣	足临泣 丘墟
1～3	辛丑	心包五输	曲泽	—	后溪	外关	肝	行间 少府	侠溪 足通谷	大敦 太冲
3～5	壬寅	★至阴	★至阴	昆仑	公孙	申脉	肺	尺泽 阴谷	曲泉 阴谷	经渠 太渊
5～7	癸卯	—	—		申脉	内关	大肠	二间 足通谷	太渊 太白	商阳 合谷
7～9	甲辰	侠溪	侠溪	阳陵泉	公孙	照海	胃	厉兑 商阳	曲池 足三里	足三里 冲阳
9～11	乙巳	—	—		申脉	列缺	脾	商丘 经渠	解溪 阳谷	太白
11～13	丙午	后溪 京骨	后溪 京骨 阳池	中渚	内关	足临泣	心	神门 太白	大都 少府	少府 神门
13～15	丁未	—	—	少冲	照海	照海	小肠	小海 足三里	少冲 大敦	阳谷 腕骨
15～17	戊申	解溪	解溪	—	足临泣	列缺	膀胱	束骨 足通谷	后溪 足临泣	足通谷 京骨
17～19	己酉	—	—	大都	列缺	外关	肾	涌泉 大敦	至阴 商阳	阴谷 太溪
19～21	庚戌	曲池	曲池	—	外关	申脉	包络	大陵 太白	复溜 经渠	劳宫 大陵
21～23	辛亥	—	—	太渊	后溪	内关	三焦	天井 足三里	中冲 大敦	支沟 阳池

二○、癸未日开穴

表 7-20　癸未日开穴表

开穴日期	
2021年	2月4日，4月5日，6月4日，8月3日，10月2日，12月1日
2022年	1月30日，3月31日，5月30日，7月29日，9月27日，11月26日
2023年	1月25日，3月26日，5月25日，7月24日，9月22日，11月21日
2024年	1月20日，3月20日，5月19日，7月18日，9月16日，11月15日
2025年	1月14日，3月15日，5月14日，7月13日，9月11日，11月10日
2026年	1月9日，3月10日，5月9日，7月8日，9月6日，11月5日
2027年	1月4日，3月5日，5月4日，7月3日，9月1日，10月31日，12月30日
2028年	2月28日，4月28日，6月27日，8月26日，10月25日，12月24日
2029年	2月22日，4月23日，6月22日，8月21日，10月20日，12月19日
2030年	2月17日，4月18日，6月17日，8月16日，10月15日，12月14日
2031年	2月12日，4月13日，6月12日，8月11日，10月10日，12月9日
2032年	2月7日，4月7日，6月6日，8月5日，10月4日，12月3日

基本信息		纳甲法			飞腾八法	灵龟八法	纳子法			
时间范围	时辰	阎明广法	徐凤法	合日互用			经脉	实证	虚证	虚实夹杂
23～1	壬子	★关冲	★关冲	—	公孙	照海	胆	阳辅 阳谷	中渚 足临泣	足临泣 丘墟
1～3	癸丑	★中冲	—	复溜	申脉	公孙	肝	行间 少府	侠溪 足通谷	大敦 太冲
3～5	甲寅	液门	—	—	公孙	外关	肺	尺泽 阴谷	曲泉 阴谷	经渠 太渊
5～7	乙卯	劳宫	—	曲泉	申脉	申脉	大肠	二间 足通谷	太渊 太白	商阳 合谷
7～9	丙辰	中渚	—	—	内关	照海	胃	厉兑 商阳	曲池 足三里	足三里 冲阳
9～11	丁巳	大陵	—	大陵	照海	外关	脾	商丘 经渠	解溪 阳谷	太白
11～13	戊午	支沟	—	厉兑	足临泣	申脉	心	神门 太白	大都 少府	少府 神门
13～15	己未	间使	—	—	列缺	足临泣	小肠	小海 足三里	少冲 大敦	阳谷 腕骨
15～17	庚申	天井	—	二间	外关	照海	膀胱	束骨 足通谷	后溪 足临泣	足通谷 京骨
17～19	辛酉	曲泽	—	—	后溪	公孙	肾	涌泉 大敦	至阴 商阳	阴谷 太溪
19～21	壬戌	三焦输原	—	束骨	公孙	足临泣	包络	大陵 太白	复溜 经渠	劳宫 大陵
21～23	癸亥	★涌泉	★涌泉	—	申脉	照海	三焦	天井 足三里	中冲 大敦	支沟 阳池

二一、甲申日开穴

表 7–21 甲申日开穴表

开穴日期	
2021年	2月5日，4月6日，6月5日，8月4日，10月3日，12月2日
2022年	1月31日，4月1日，5月31日，7月30日，9月28日，11月27日
2023年	1月26日，3月27日，5月26日，7月25日，9月23日，11月22日
2024年	1月21日，3月21日，5月20日，7月19日，9月17日，11月16日
2025年	1月15日，3月16日，5月15日，7月14日，9月12日，11月11日
2026年	1月10日，3月11日，5月10日，7月9日，9月7日，11月6日
2027年	1月5日，3月6日，5月5日，7月4日，9月2日，11月1日，12月31日
2028年	2月29日，4月29日，6月28日，8月27日，10月26日，12月25日
2029年	2月23日，4月24日，6月23日，8月22日，10月21日，12月20日
2030年	2月18日，4月19日，6月18日，8月17日，10月16日，12月15日
2031年	2月13日，4月14日，6月13日，8月12日，10月11日，12月10日
2032年	2月8日，4月8日，6月7日，8月6日，10月5日，12月4日

基本信息		纳甲法			飞腾八法	灵龟八法	纳子法			
时间范围	时辰	阎明广法	徐凤法	合日互用			经脉	实证	虚证	虚实夹杂
23～1	甲子	—	—	阳辅	公孙	申脉	胆	阳辅 阳谷	中渚 足临泣	足临泣 丘墟
1～3	乙丑	行间	行间	—	申脉	内关	肝	行间 少府	侠溪 足通谷	大敦 太冲
3～5	丙寅	—	—	小海	内关	公孙	肺	尺泽 阴谷	曲泉 阴谷	经渠 太渊
5～7	丁卯	神门	神门 大陵 太溪	—	照海	足临泣	大肠	二间 足通谷	太渊 太白	商阳 合谷
7～9	戊辰	—	—	支沟	足临泣	照海	胃	厉兑 商阳	曲池 足三里	足三里 冲阳
9～11	己巳	商丘	商丘	隐白	列缺	照海	脾	商丘 经渠	解溪 阳谷	太白
11～13	庚午	—	—	—	外关	列缺	心	神门 太白	大都 少府	少府 神门
13～15	辛未	尺泽	尺泽	鱼际	后溪	后溪	小肠	小海 足三里	少冲 大敦	阳谷 腕骨
15～17	壬申	—	—	—	公孙	照海	膀胱	束骨 足通谷	后溪 足临泣	足通谷 京骨
17～19	癸酉	心包五输	★中冲	太溪	申脉	外关	肾	涌泉 大敦	至阴 商阳	阴谷 太溪
19～21	甲戌	★窍阴	★窍阴	—	公孙	公孙	包络	大陵 太白	复溜 经渠	劳宫 大陵
21～23	乙亥	—	—	中封	申脉	足临泣	三焦	天井 足三里	中冲 大敦	支沟 阳池

二二、乙酉日开穴

表 7-22　乙酉日开穴表

开穴日期	
2021年	2月6日，4月7日，6月6日，8月5日，10月4日，12月3日
2022年	2月1日，4月2日，6月1日，7月31日，9月29日，11月28日
2023年	1月27日，3月28日，5月27日，7月26日，9月24日，11月23日
2024年	1月22日，3月22日，5月21日，7月20日，9月18日，11月17日
2025年	1月16日，3月17日，5月16日，7月15日，9月13日，11月12日
2026年	1月11日，3月12日，5月11日，7月10日，9月8日，11月7日
2027年	1月6日，3月7日，5月6日，7月5日，9月3日，11月2日
2028年	1月1日，3月1日，4月30日，6月29日，8月28日，10月27日，12月26日
2029年	2月24日，4月25日，6月24日，8月23日，10月22日，12月21日
2030年	2月19日，4月20日，6月19日，8月18日，10月17日，12月16日
2031年	2月14日，4月15日，6月14日，8月13日，10月12日，12月11日
2032年	2月9日，4月9日，6月8日，8月7日，10月6日，12月5日

基本信息		纳甲法			飞腾八法	灵龟八法	纳子法			
时间范围	时辰	阎明广法	徐凤法	合日互用			经脉	实证	虚证	虚实夹杂
23～1	丙子	前谷	前谷	—	内关	足临泣	胆	阳辅 阳谷	中渚 足临泣	足临泣 丘墟
1～3	丁丑	—	—	少海	照海	照海	肝	行间 少府	侠溪 足通谷	大敦 太冲
3～5	戊寅	陷谷 丘墟	丘墟 陷谷	—	足临泣	公孙	肺	尺泽 阴谷	曲泉 阴谷	经渠 太渊
5～7	己卯	—	—	间使	列缺	外关	大肠	二间 足通谷	太渊 太白	商阳 合谷
7～9	庚辰	阳溪	阳溪	商阳	外关	申脉	胃	厉兑 商阳	曲池 足三里	足三里 冲阳
9～11	辛巳	—	—	—	后溪	照海	脾	商丘 经渠	解溪 阳谷	太白
11～13	壬午	委中	委中	足通谷	公孙	外关	心	神门 太白	大都 少府	少府 神门
13～15	癸未	—	—	—	申脉	申脉	小肠	小海 足三里	少冲 大敦	阳谷 腕骨
15～17	甲申	三焦输原	液门	足临泣	公孙	足临泣	膀胱	束骨 足通谷	后溪 足临泣	足通谷 京骨
17～19	乙酉	★大敦	★大敦	—	申脉	照海	肾	涌泉 大敦	至阴 商阳	阴谷 太溪
19～21	丙戌	—	—	阳谷	内关	公孙	包络	大陵 太白	复溜 经渠	劳宫 大陵
21～23	丁亥	少府	少府	—	照海	足临泣	三焦	天井 足三里	中冲 大敦	支沟 阳池

二三、丙戌日开穴

表 7-23　丙戌日开穴表

开穴日期	
2021年	2月7日，4月8日，6月7日，8月6日，10月5日，12月4日
2022年	2月2日，4月3日，6月2日，8月1日，9月30日，11月29日
2023年	1月28日，3月29日，5月28日，7月27日，9月25日，11月24日
2024年	1月23日，3月23日，5月22日，7月21日，9月19日，11月18日
2025年	1月17日，3月18日，5月17日，7月16日，9月14日，11月13日
2026年	1月12日，3月13日，5月12日，7月11日，9月9日，11月8日
2027年	1月7日，3月8日，5月7日，7月6日，9月4日，11月3日
2028年	1月2日，3月2日，5月1日，6月30日，8月29日，10月28日，12月27日
2029年	2月25日，4月26日，6月25日，8月24日，10月23日，12月22日
2030年	2月20日，4月21日，6月20日，8月19日，10月18日，12月17日
2031年	2月15日，4月16日，6月15日，8月14日，10月13日，12月12日
2032年	2月10日，4月10日，6月9日，8月8日，10月7日，12月6日

基本信息		纳甲法			飞腾八法	灵龟八法	纳子法			
时间范围	时辰	阎明广法	徐凤法	合日互用			经脉	实证	虚证	虚实夹杂
23～1	戊子	—	—	足三里	足临泣	足临泣	胆	阳辅阳谷	中渚足临泣	足临泣丘墟
1～3	己丑	太白	太白太冲	—	列缺	后溪	肝	行间少府	侠溪足通谷	大敦太冲
3～5	庚寅	—	—	天井	外关	照海	肺	尺泽阴谷	曲泉阴谷	经渠太渊
5～7	辛卯	经渠	经渠	少商	后溪	外关	大肠	二间足通谷	太渊太白	商阳合谷
7～9	壬辰	—	—	—	公孙	申脉	胃	厉兑商阳	曲池足三里	足三里冲阳
9～11	癸巳	阴谷	阴谷	然谷	申脉	内关	脾	商丘经渠	解溪阳谷	太白
11～13	甲午	—	—	—	公孙	内关	心	神门太白	大都少府	少府神门
13～15	乙未	心包五输	劳宫	太冲	申脉	公孙	小肠	小海足三里	少冲大敦	阳谷腕骨
15～17	丙申	★少泽	★少泽	—	内关	足临泣	膀胱	束骨足通谷	后溪足临泣	足通谷京骨
17～19	丁酉	—	—	灵道	照海	照海	肾	涌泉大敦	至阴商阳	阴谷太溪
19～21	戊戌	内庭	内庭	—	足临泣	列缺	包络	大陵太白	复溜经渠	劳宫大陵
21～23	己亥	—	—	阴陵泉	列缺	外关	三焦	天井足三里	中冲大敦	支沟阳池

二四、丁亥日开穴

表7-24 丁亥日开穴表

开穴日期
2021年	2月8日，4月9日，6月8日，8月7日，10月6日，12月5日
2022年	2月3日，4月4日，6月3日，8月2日，10月1日，11月30日
2023年	1月29日，3月30日，5月29日，7月28日，9月26日，11月25日
2024年	1月24日，3月24日，5月23日，7月22日，9月20日，11月19日
2025年	1月18日，3月19日，5月18日，7月17日，9月15日，11月14日
2026年	1月13日，3月14日，5月13日，7月12日，9月10日，11月9日
2027年	1月8日，3月9日，5月8日，7月7日，9月5日，11月4日
2028年	1月3日，3月3日，5月2日，7月1日，8月30日，10月29日，12月28日
2029年	2月26日，4月27日，6月26日，8月25日，10月24日，12月23日
2030年	2月21日，4月22日，6月21日，8月20日，10月19日，12月18日
2031年	2月16日，4月17日，6月16日，8月15日，10月14日，12月13日
2032年	2月11日，4月11日，6月10日，8月9日，10月8日，12月7日

基本信息		纳甲法			飞腾八法	灵龟八法	纳子法			
时间范围	时辰	阎明广法	徐凤法	合日互用			经脉	实证	虚证	虚实夹杂
23～1	庚子	三间腕骨	三间腕骨	—	外关	照海	胆	阳辅阳谷	中渚足临泣	足临泣丘墟
1～3	辛丑	—	—	曲泽	后溪	公孙	肝	行间少府	侠溪足通谷	大敦太冲
3～5	壬寅	昆仑	昆仑	至阴	公孙	足临泣	肺	尺泽阴谷	曲泉阴谷	经渠太渊
5～7	癸卯	—	—	—	申脉	照海	大肠	二间足通谷	太渊太白	商阳合谷
7～9	甲辰	阳陵泉	阳陵泉	侠溪	公孙	照海	胃	厉兑商阳	曲池足三里	足三里冲阳
9～11	乙巳	—	—	—	申脉	外关	脾	商丘经渠	解溪阳谷	太白
11～13	丙午	三焦输原	中渚	后溪	内关	申脉	心	神门太白	大都少府	少府神门
13～15	丁未	★少冲	★少冲	—	照海	照海	小肠	小海足三里	少冲大敦	阳谷腕骨
15～17	戊申	—	—	解溪	足临泣	外关	膀胱	束骨足通谷	后溪足临泣	足通谷京骨
17～19	己酉	大都	大都	—	列缺	公孙	肾	涌泉大敦	至阴商阳	阴谷太溪
19～21	庚戌	—	—	曲池	外关	足临泣	包络	大陵太白	复溜经渠	劳宫大陵
21～23	辛亥	太渊	太渊神门	—	后溪	照海	三焦	天井足三里	中冲大敦	支沟阳池

二五、戊子日开穴

表 7–25　戊子日开穴表

开穴日期	
2021年	2月9日，4月10日，6月9日，8月8日，10月7日，12月6日
2022年	2月4日，4月5日，6月4日，8月3日，10月2日，12月1日
2023年	1月30日，3月31日，5月30日，7月29日，9月27日，11月26日
2024年	1月25日，3月25日，5月24日，7月23日，9月21日，11月20日
2025年	1月19日，3月20日，5月19日，7月18日，9月16日，11月15日
2026年	1月14日，3月15日，5月14日，7月13日，9月11日，11月10日
2027年	1月9日，3月10日，5月9日，7月8日，9月6日，11月5日
2028年	1月4日，3月4日，5月3日，7月2日，8月31日，10月30日，12月29日
2029年	2月27日，4月28日，6月27日，8月26日，10月25日，12月24日
2030年	2月22日，4月23日，6月22日，8月21日，10月20日，12月19日
2031年	2月17日，4月18日，6月17日，8月16日，10月15日，12月14日
2032年	2月12日，4月12日，6月11日，8月10日，10月9日，12月8日

基本信息		纳甲法			飞腾八法	灵龟八法	纳子法			
时间范围	时辰	阎明广法	徐凤法	合日互用			经脉	实证	虚证	虚实夹杂
23～1	壬子	—	—	关冲	公孙	照海	胆	阳辅 阳谷	中渚 足临泣	足临泣 丘墟
1～3	癸丑	复溜	复溜	—	申脉	列缺	肝	行间 少府	侠溪 足通谷	大敦 太冲
3～5	甲寅	—	—	公孙	外关		肺	尺泽 阴谷	曲泉 阴谷	经渠 太渊
5～7	乙卯	曲泉	曲泉	申脉	申脉		大肠	二间 足通谷	太渊 太白	商阳 合谷
7～9	丙辰	—	—	内关	内关		胃	厉兑 商阳	曲池 足三里	足三里 冲阳
9～11	丁巳	心包经五穴	大陵	照海	公孙		脾	商丘 经渠	解溪 阳谷	太白
11～13	戊午	★厉兑	★厉兑	—	足临泣	申脉	心	神门 太白	大都 少府	少府 神门
13～15	己未	—	—	列缺	足临泣		小肠	小海 足三里	少冲 大敦	阳谷 腕骨
15～17	庚申	二间	二间	—	外关	照海	膀胱	束骨 足通谷	后溪 足临泣	足通谷 京骨
17～19	辛酉	—	—	后溪	列缺		肾	涌泉 大敦	至阴 商阳	阴谷 太溪
19～21	壬戌	束骨 冲阳	束骨 冲阳	—	公孙	后溪	包络	大陵 太白	复溜 经渠	劳宫 大陵
21～23	癸亥	—	—	涌泉	申脉	照海	三焦	天井 足三里	中冲 大敦	支沟 阳池

二六、己丑日开穴

表 7-26 己丑日开穴表

开穴日期	
2021年	2月10日，4月11日，6月10日，8月9日，10月8日，12月7日
2022年	2月5日，4月6日，6月5日，8月4日，10月3日，12月2日
2023年	1月31日，4月1日，5月31日，7月30日，9月28日，11月27日
2024年	1月26日，3月26日，5月25日，7月24日，9月22日，11月21日
2025年	1月20日，3月21日，5月20日，7月19日，9月17日，11月16日
2026年	1月15日，3月16日，5月15日，7月14日，9月12日，11月11日
2027年	1月10日，3月11日，5月10日，7月9日，9月7日，11月6日
2028年	1月5日，3月5日，5月4日，7月3日，9月1日，10月31日，12月30日
2029年	2月28日，4月29日，6月28日，8月27日，10月26日，12月25日
2030年	2月23日，4月24日，6月23日，8月22日，10月21日，12月20日
2031年	2月18日，4月19日，6月18日，8月17日，10月16日，12月15日
2032年	2月13日，4月13日，6月12日，8月11日，10月10日，12月9日

基本信息		纳甲法			飞腾八法	灵龟八法	纳子法			
时间范围	时辰	阎明广法	徐凤法	合日互用			经脉	实证	虚证	虚实夹杂
23～1	甲子	阳辅	阳辅	—	公孙	照海	胆	阳辅 阳谷	中渚 足临泣	足临泣 丘墟
1～3	乙丑	—	—	行间	申脉	公孙	肝	行间 少府	侠溪 足通谷	大敦 太冲
3～5	丙寅	小海	小海	—	内关	足临泣	肺	尺泽 阴谷	曲泉 阴谷	经渠 太渊
5～7	丁卯	—	—	神门	照海	照海	大肠	二间 足通谷	太渊 太白	商阳 合谷
7～9	戊辰	三焦 输原	支沟	—	足临泣	公孙	胃	厉兑 商阳	曲池 足三里	足三里 冲阳
9～11	己巳	★隐白	★隐白	商丘	列缺	外关	脾	商丘 经渠	解溪 阳谷	太白
11～13	庚午	—	—	—	外关	申脉	心	神门 太白	大都 少府	少府 神门
13～15	辛未	鱼际	鱼际	尺泽	后溪	照海	小肠	小海 足三里	少冲 大敦	阳谷 腕骨
15～17	壬申	—	—	—	公孙	外关	膀胱	束骨 足通谷	后溪 足临泣	足通谷 京骨
17～19	癸酉	太溪	太溪 太白	中冲	申脉	申脉	肾	涌泉 大敦	至阴 商阳	阴谷 太溪
19～21	甲戌	—	—	窍阴	公孙	足临泣	包络	大陵 太白	复溜 经渠	劳宫 大陵
21～23	乙亥	中封	中封	—	申脉	照海	三焦	天井 足三里	中冲 大敦	支沟 阳池

二七、庚寅日开穴

表 7-27 庚寅日开穴表

	开穴日期
2021年	2月11日，4月12日，6月11日，8月10日，10月9日，12月8日
2022年	2月6日，4月7日，6月6日，8月5日，10月4日，12月3日
2023年	2月1日，4月2日，6月1日，7月31日，9月29日，11月28日
2024年	1月27日，3月27日，5月26日，7月25日，9月23日，11月22日
2025年	1月21日，3月22日，5月21日，7月20日，9月18日，11月17日
2026年	1月16日，3月17日，5月16日，7月15日，9月13日，11月12日
2027年	1月11日，3月12日，5月11日，7月10日，9月8日，11月7日
2028年	1月6日，3月6日，5月5日，7月4日，9月2日，11月1日，12月31日
2029年	3月1日，4月30日，6月29日，8月28日，10月27日，12月26日
2030年	2月24日，4月25日，6月24日，8月23日，10月22日，12月21日
2031年	2月19日，4月20日，6月19日，8月18日，10月17日，12月16日
2032年	2月14日，4月14日，6月13日，8月12日，10月11日，12月10日

基本信息		纳甲法			飞腾八法	灵龟八法	纳子法			
时间范围	时辰	阎明广法	徐凤法	合日互用			经脉	实证	虚证	虚实夹杂
23～1	丙子	—	—	前谷	内关	公孙	胆	阳辅 阳谷	中渚 足临泣	足临泣 丘墟
1～3	丁丑	少海	少海	—	照海	足临泣	肝	行间 少府	侠溪 足通谷	大敦 太冲
3～5	戊寅	—	—	丘墟	足临泣	照海	肺	尺泽 阴谷	曲泉 阴谷	经渠 太渊
5～7	己卯	心包 五输	间使	—	列缺	照海	大肠	二间 足通谷	太渊 太白	商阳 合谷
7～9	庚辰	★商阳	★商阳	阳溪	外关	外关	胃	厉兑 商阳	曲池 足三里	足三里 冲阳
9～11	辛巳	—	—	—	后溪	申脉	脾	商丘 经渠	解溪 阳谷	太白
11～13	壬午	足通谷	足通谷	委中	公孙	照海	心	神门 太白	大都 少府	少府 神门
13～15	癸未	—	—	—	申脉	外关	小肠	小海 足三里	少冲 大敦	阳谷 腕骨
15～17	甲申	足临泣 合谷	足临泣 合谷	液门	公孙	公孙	膀胱	束骨 足通谷	后溪 足临泣	足通谷 京骨
17～19	乙酉	—	—	大敦	申脉	足临泣	肾	涌泉 大敦	至阴 商阳	阴谷 太溪
19～21	丙戌	阳谷	阳谷	—	内关	照海	包络	大陵 太白	复溜 经渠	劳宫 大陵
21～23	丁亥	—	—	少府	照海	列缺	三焦	天井 足三里	中冲 大敦	支沟 阳池

二八、辛卯日开穴

表 7-28　辛卯日开穴表

开穴日期	
2021年	2月12日，4月13日，6月12日，8月11日，10月10日，12月9日
2022年	2月7日，4月8日，6月7日，8月6日，10月5日，12月4日
2023年	2月2日，4月3日，6月2日，8月1日，9月30日，11月29日
2024年	1月28日，3月28日，5月27日，7月26日，9月24日，11月23日
2025年	1月22日，3月23日，5月22日，7月21日，9月19日，11月18日
2026年	1月17日，3月18日，5月17日，7月16日，9月14日，11月13日
2027年	1月12日，3月13日，5月12日，7月11日，9月9日，11月8日
2028年	1月7日，3月7日，5月6日，7月5日，9月3日，11月2日
2029年	1月1日，3月2日，5月1日，6月30日，8月29日，10月28日，12月27日
2030年	2月25日，4月26日，6月25日，8月24日，10月23日，12月22日
2031年	2月20日，4月21日，6月20日，8月19日，10月18日，12月17日
2032年	2月15日，4月15日，6月14日，8月13日，10月12日，12月11日

基本信息		纳甲法			飞腾八法	灵龟八法	纳子法			
时间范围	时辰	阎明广法	徐凤法	合日互用			经脉	实证	虚证	虚实夹杂
23～1	戊子	足三里	足三里	—	足临泣	照海	胆	阳辅 阳谷	中渚 足临泣	足临泣 丘墟
1～3	己丑	—	—	太白	列缺	照海	肝	行间 少府	侠溪 足通谷	大敦 太冲
3～5	庚寅	三焦 输原	天井	—	外关	公孙	肺	尺泽 阴谷	曲泉 阴谷	经渠 太渊
5～7	辛卯	★少商	★少商	经渠	后溪	足临泣	大肠	二间 足通谷	太渊 太白	商阳 合谷
7～9	壬辰	—	—	—	公孙	照海	胃	厉兑 商阳	曲池 足三里	足三里 冲阳
9～11	癸巳	然谷	然谷	阴谷	申脉	公孙	脾	商丘 经渠	解溪 阳谷	太白
11～13	甲午	—	—	—	公孙	外关	心	神门 太白	大都 少府	少府 神门
13～15	乙未	太冲	太冲 太渊	劳宫	申脉	申脉	小肠	小海 足三里	少冲 大敦	阳谷 腕骨
15～17	丙申	—	—	少泽	内关	照海	膀胱	束骨 足通谷	后溪 足临泣	足通谷 京骨
17～19	丁酉	灵道	灵道	—	照海	外关	肾	涌泉 大敦	至阴 商阳	阴谷 太溪
19～21	戊戌	—	—	内庭	足临泣	申脉	包络	大陵 太白	复溜 经渠	劳宫 大陵
21～23	己亥	阴陵泉	阴陵泉	—	列缺	足临泣	三焦	天井 足三里	中冲 大敦	支沟 阳池

二九、壬辰日开穴

表 7-29 壬辰日开穴表

开穴日期							
2021年	2月13日，4月14日，6月13日，8月12日，10月11日，12月10日						
2022年	2月8日，4月9日，6月8日，8月7日，10月6日，12月5日						
2023年	2月3日，4月4日，6月3日，8月2日，10月1日，11月30日						
2024年	1月29日，3月29日，5月28日，7月27日，9月25日，11月24日						
2025年	1月23日，3月24日，5月23日，7月22日，9月20日，11月19日						
2026年	1月18日，3月19日，5月18日，7月17日，9月15日，11月14日						
2027年	1月13日，3月14日，5月13日，7月12日，9月10日，11月9日						
2028年	1月8日，3月8日，5月7日，7月6日，9月4日，11月3日						
2029年	1月2日，3月3日，5月2日，7月1日，8月30日，10月29日，12月28日						
2030年	2月26日，4月27日，6月26日，8月25日，10月24日，12月23日						
2031年	2月21日，4月22日，6月21日，8月20日，10月19日，12月18日						
2032年	2月16日，4月16日，6月15日，8月14日，10月13日，12月12日						

基本信息		纳甲法			飞腾八法	灵龟八法	纳子法			
时间范围	时辰	阎明广法	徐凤法	合日互用			经脉	实证	虚证	虚实夹杂
23～1	庚子	—	—	腕骨	外关	内关	胆	阳辅 阳谷	中渚 足临泣	足临泣 丘墟
1～3	辛丑	心包 五输	曲泽	—	后溪	公孙	肝	行间 少府	侠溪 足通谷	大敦 太冲
3～5	壬寅	★至阴	★至阴	昆仑	公孙	足临泣	肺	尺泽 阴谷	曲泉 阴谷	经渠 太渊
5～7	癸卯	—	—	申脉	申脉	照海	大肠	二间 足通谷	太渊 太白	商阳 合谷
7～9	甲辰	侠溪	侠溪	阳陵泉	公孙	照海	胃	厉兑 商阳	曲池 足三里	足三里 冲阳
9～11	乙巳	—	—	申脉	申脉	外关	脾	商丘 经渠	解溪 阳谷	太白
11～13	丙午	后溪 京骨	后溪 京骨 阳池	中渚	内关	后溪	心	神门 太白	大都 少府	少府 神门
13～15	丁未	—	—	少冲	照海	照海	小肠	小海 足三里	少冲 大敦	阳谷 腕骨
15～17	戊申	解溪	解溪	—	足临泣	外关	膀胱	束骨 足通谷	后溪 足临泣	足通谷 京骨
17～19	己酉	—	—	大都	列缺	公孙	肾	涌泉 大敦	至阴 商阳	阴谷 太溪
19～21	庚戌	曲池	曲池	—	外关	足临泣	包络	大陵 太白	复溜 经渠	劳宫 大陵
21～23	辛亥	—	—	太渊	后溪	照海	三焦	天井 足三里	中冲 大敦	支沟 阳池

三〇、癸巳日开穴

表 7-30 癸巳日开穴表

开穴日期	
2021年	2月14日，4月15日，6月14日，8月13日，10月12日，12月11日
2022年	2月9日，4月10日，6月9日，8月8日，10月7日，12月6日
2023年	2月4日，4月5日，6月4日，8月3日，10月2日，12月1日
2024年	1月30日，3月30日，5月29日，7月28日，9月26日，11月25日
2025年	1月24日，3月25日，5月24日，7月23日，9月21日，11月20日
2026年	1月19日，3月20日，5月19日，7月18日，9月16日，11月15日
2027年	1月14日，3月15日，5月14日，7月13日，9月11日，11月10日
2028年	1月9日，3月9日，5月8日，7月7日，9月5日，11月4日
2029年	1月3日，3月4日，5月3日，7月2日，8月31日，10月30日，12月29日
2030年	2月27日，4月28日，6月27日，8月26日，10月25日，12月24日
2031年	2月22日，4月23日，6月22日，8月21日，10月20日，12月19日
2032年	2月17日，4月17日，6月16日，8月15日，10月14日，12月13日

基本信息		纳甲法			飞腾八法	灵龟八法	纳子法			
时间范围	时辰	阎明广法	徐凤法	合日互用			经脉	实证	虚证	虚实夹杂
23～1	壬子	★关冲	★关冲	—	公孙	照海	胆	阳辅 阳谷	中渚 足临泣	足临泣 丘墟
1～3	癸丑	★中冲	—	复溜	申脉	外关	肝	行间 少府	侠溪 足通谷	大敦 太冲
3～5	甲寅	液门	—	—	公孙	公孙	肺	尺泽 阴谷	曲泉 阴谷	经渠 太渊
5～7	乙卯	劳宫	—	曲泉	申脉	足临泣	大肠	二间 足通谷	太渊 太白	商阳 合谷
7～9	丙辰	中渚	—	—	内关	照海	胃	厉兑 商阳	曲池 足三里	足三里 冲阳
9～11	丁巳	大陵	—	大陵	照海	公孙	脾	商丘 经渠	解溪 阳谷	太白
11～13	戊午	支沟	—	厉兑	足临泣	足临泣	心	神门 太白	大都 少府	少府 神门
13～15	己未	间使	—	—	列缺	申脉	小肠	小海 足三里	少冲 大敦	阳谷 腕骨
15～17	庚申	天井	—	二间	外关	照海	膀胱	束骨 足通谷	后溪 足临泣	足通谷 京骨
17～19	辛酉	曲泽	—	—	后溪	外关	肾	涌泉 大敦	至阴 商阳	阴谷 太溪
19～21	壬戌	三焦 输原	—	束骨	公孙	申脉	包络	大陵 太白	复溜 经渠	劳宫 大陵
21～23	癸亥	★涌泉	★涌泉	—	申脉	照海	三焦	天井 足三里	中冲 大敦	支沟 阳池

三一、甲午日开穴

表 7-31　甲午日开穴表

开穴日期	
2021年	2月15日，4月16日，6月15日，8月14日，10月13日，12月12日
2022年	2月10日，4月11日，6月10日，8月9日，10月8日，12月7日
2023年	2月5日，4月6日，6月5日，8月4日，10月3日，12月2日
2024年	1月31日，3月31日，5月30日，7月29日，9月27日，11月26日
2025年	1月25日，3月26日，5月25日，7月24日，9月22日，11月21日
2026年	1月20日，3月21日，5月20日，7月19日，9月17日，11月16日
2027年	1月15日，3月16日，5月15日，7月14日，9月12日，11月11日
2028年	1月10日，3月10日，5月9日，7月8日，9月6日，11月5日
2029年	1月4日，3月5日，5月4日，7月3日，9月1日，10月31日，12月30日
2030年	2月28日，4月29日，6月28日，8月27日，10月26日，12月25日
2031年	2月23日，4月24日，6月23日，8月22日，10月21日，12月20日
2032年	2月18日，4月18日，6月17日，8月16日，10月15日，12月14日

基本信息		纳甲法			飞腾八法	灵龟八法	纳子法			
时间范围	时辰	阎明广法	徐凤法	合日互用			经脉	实证	虚证	虚实夹杂
23～1	甲子	—	—	阳辅	公孙	内关	胆	阳辅 阳谷	中渚 足临泣	足临泣 丘墟
1～3	乙丑	行间	行间	—	申脉	公孙	肝	行间 少府	侠溪 足通谷	大敦 太冲
3～5	丙寅	—	—	小海	内关	足临泣	肺	尺泽 阴谷	曲泉 阴谷	经渠 太渊
5～7	丁卯	神门	神门 大陵 太溪	—	照海	照海	大肠	二间 足通谷	太渊 太白	商阳 合谷
7～9	戊辰	—	—	支沟	足临泣	列缺	胃	厉兑 商阳	曲池 足三里	足三里 冲阳
9～11	己巳	商丘	商丘	隐白	列缺	外关	脾	商丘 经渠	解溪 阳谷	太白
11～13	庚午	—	—	外关	后溪	心	神门 太白	大都 少府	少府 神门
13～15	辛未	尺泽	尺泽	鱼际	后溪	照海	小肠	小海 足三里	少冲 大敦	阳谷 腕骨
15～17	壬申	—	—	—	公孙	外关	膀胱	束骨 足通谷	后溪 足临泣	足通谷 京骨
17～19	癸酉	心包五输	★中冲	太溪	申脉	申脉	肾	涌泉 大敦	至阴 商阳	阴谷 太溪
19～21	甲戌	★窍阴	★窍阴	—	公孙	足临泣	包络	大陵 太白	复溜 经渠	劳宫 大陵
21～23	乙亥	—	—	中封	申脉	照海	三焦	天井 足三里	中冲 大敦	支沟 阳池

三二、乙未日开穴

表 7-32　乙未日开穴表

开穴日期	
2021年	2月16日，4月17日，6月16日，8月15日，10月14日，12月13日
2022年	2月11日，4月12日，6月11日，8月10日，10月9日，12月8日
2023年	2月6日，4月7日，6月6日，8月5日，10月4日，12月3日
2024年	2月1日，4月1日，5月31日，7月30日，9月28日，11月27日
2025年	1月26日，3月27日，5月26日，7月25日，9月23日，11月22日
2026年	1月21日，3月22日，5月21日，7月20日，9月18日，11月17日
2027年	1月16日，3月17日，5月16日，7月15日，9月13日，11月12日
2028年	1月11日，3月11日，5月10日，7月9日，9月7日，11月6日
2029年	1月5日，3月6日，5月5日，7月4日，9月2日，11月1日，12月31日
2030年	3月1日，4月30日，6月29日，8月28日，10月27日，12月26日
2031年	2月24日，4月25日，6月24日，8月23日，10月22日，12月21日
2032年	2月19日，4月19日，6月18日，8月17日，10月16日，12月15日

基本信息		纳甲法			飞腾八法	灵龟八法	纳子法			
时间范围	时辰	阎明广法	徐凤法	合日互用			经脉	实证	虚证	虚实夹杂
23～1	丙子	前谷	前谷	—	内关	照海	胆	阳辅 阳谷	中渚 足临泣	足临泣 丘墟
1～3	丁丑	—	—	少海	照海	外关	肝	行间 少府	侠溪 足通谷	大敦 太冲
3～5	戊寅	陷谷 丘墟	丘墟 陷谷	—	足临泣	申脉	肺	尺泽 阴谷	曲泉 阴谷	经渠 太渊
5～7	己卯	—	—	间使	列缺	足临泣	大肠	二间 足通谷	太渊 太白	商阳 合谷
7～9	庚辰	阳溪	阳溪	商阳	外关	照海	胃	厉兑 商阳	曲池 足三里	足三里 冲阳
9～11	辛巳	—	—	—	后溪	公孙	脾	商丘 经渠	解溪 阳谷	太白
11～13	壬午	委中	委中	足通谷	公孙	足临泣	心	神门 太白	大都 少府	少府 神门
13～15	癸未	—	—	申脉	照海	小肠	小海 足三里	少冲 大敦	阳谷 腕骨
15～17	甲申	三焦输原	液门	足临泣	公孙	照海	膀胱	束骨 足通谷	后溪 足临泣	足通谷 京骨
17～19	乙酉	★大敦	★大敦	—	申脉	外关	肾	涌泉 大敦	至阴 商阳	阴谷 太溪
19～21	丙戌	—	—	阳谷	内关	申脉	包络	大陵 太白	复溜 经渠	劳宫 大陵
21～23	丁亥	少府	少府	—	照海	照海	三焦	天井 足三里	中冲 大敦	支沟 阳池

三三、丙申日开穴

表 7-33　丙申日开穴表

开穴日期	
2021年	2月17日，4月18日，6月17日，8月16日，10月15日，12月14日
2022年	2月12日，4月13日，6月12日，8月11日，10月10日，12月9日
2023年	2月7日，4月8日，6月7日，8月6日，10月5日，12月4日
2024年	2月2日，4月2日，6月1日，7月31日，9月29日，11月28日
2025年	1月27日，3月28日，5月27日，7月26日，9月24日，11月23日
2026年	1月22日，3月23日，5月22日，7月21日，9月19日，11月18日
2027年	1月17日，3月18日，5月17日，7月16日，9月14日，11月13日
2028年	1月12日，3月12日，5月11日，7月10日，9月8日，11月7日
2029年	1月6日，3月7日，5月6日，7月5日，9月3日，11月2日
2030年	1月1日，3月2日，5月1日，6月30日，8月29日，10月28日，12月27日
2031年	2月25日，4月26日，6月25日，8月24日，10月23日，12月22日
2032年	2月20日，4月20日，6月19日，8月18日，10月17日，12月16日

基本信息		纳甲法			飞腾八法	灵龟八法	纳子法			
时间范围	时辰	阎明广法	徐凤法	合日互用			经脉	实证	虚证	虚实夹杂
23～1	戊子	—	—	足三里	足临泣	外关	胆	阳辅 阳谷	中渚 足临泣	足临泣 丘墟
1～3	己丑	太白	太白 太冲	—	列缺	公孙	肝	行间 少府	侠溪 足通谷	大敦 太冲
3～5	庚寅	—	—	天井	外关	足临泣	肺	尺泽 阴谷	曲泉 阴谷	经渠 太渊
5～7	辛卯	经渠	经渠	少商	后溪	照海	大肠	二间 足通谷	太渊 太白	商阳 合谷
7～9	壬辰	—	—	—	公孙	列缺	胃	厉兑 商阳	曲池 足三里	足三里 冲阳
9～11	癸巳	阴谷	阴谷	然谷	申脉	后溪	脾	商丘 经渠	解溪 阳谷	太白
11～13	甲午	—	—	—	公孙	后溪	心	神门 太白	大都 少府	少府 神门
13～15	乙未	心包 五输	劳宫	太冲	申脉	照海	小肠	小海 足三里	少冲 大敦	阳谷 腕骨
15～17	丙申	★少泽	★少泽	—	内关	外关	膀胱	束骨 足通谷	后溪 足临泣	足通谷 京骨
17～19	丁酉	—	—	灵道	照海	申脉	肾	涌泉 大敦	至阴 商阳	阴谷 太溪
19～21	戊戌	内庭	内庭	—	足临泣	内关	包络	大陵 太白	复溜 经渠	劳宫 大陵
21～23	己亥	—	—	阴陵泉	列缺	照海	三焦	天井 足三里	中冲 大敦	支沟 阳池

三四、丁酉日开穴

表 7-34 丁酉日开穴表

开穴日期
2021年	2月18日，4月19日，6月18日，8月17日，10月16日，12月15日
2022年	2月13日，4月14日，6月13日，8月12日，10月11日，12月10日
2023年	2月8日，4月9日，6月8日，8月7日，10月6日，12月5日
2024年	2月3日，4月3日，6月2日，8月1日，9月30日，11月29日
2025年	1月28日，3月29日，5月28日，7月27日，9月25日，11月24日
2026年	1月23日，3月24日，5月23日，7月22日，9月20日，11月19日
2027年	1月18日，3月19日，5月18日，7月17日，9月15日，11月14日
2028年	1月13日，3月13日，5月12日，7月11日，9月9日，11月8日
2029年	1月7日，3月8日，5月7日，7月6日，9月4日，11月3日
2030年	1月2日，3月3日，5月2日，7月1日，8月30日，10月29日，12月28日
2031年	2月26日，4月27日，6月26日，8月25日，10月24日，12月23日
2032年	2月21日，4月21日，6月20日，8月19日，10月18日，12月17日

基本信息		纳甲法			飞腾八法	灵龟八法	纳子法			
时间范围	时辰	阎明广法	徐凤法	合日互用			经脉	实证	虚证	虚实夹杂
23～1	庚子	三间 腕骨	三间 腕骨	—	外关	足临泣	胆	阳辅 阳谷	中渚 足临泣	足临泣 丘墟
1～3	辛丑	—	—	曲泽	后溪	照海	肝	行间 少府	侠溪 足通谷	大敦 太冲
3～5	壬寅	昆仑	昆仑	至阴	公孙	公孙	肺	尺泽 阴谷	曲泉 阴谷	经渠 太渊
5～7	癸卯	—	—	—	申脉	足临泣	大肠	二间 足通谷	太渊 太白	商阳 合谷
7～9	甲辰	阳陵泉	阳陵泉	侠溪	公孙	申脉	胃	厉兑 商阳	曲池 足三里	足三里 冲阳
9～11	癸巳	阴谷	阴谷	然谷	申脉	后溪	脾	商丘 经渠	解溪 阳谷	太白
11～13	丙午	三焦 输原	中渚	后溪	内关	外关	心	神门 太白	大都 少府	少府 神门
13～15	丁未	★少冲	★少冲		照海	申脉	小肠	小海 足三里	少冲 大敦	阳谷 腕骨
15～17	戊申	—	—	解溪	足临泣	照海	膀胱	束骨 足通谷	后溪 足临泣	足通谷 京骨
17～19	己酉	大都	大都	—	列缺	照海	肾	涌泉 大敦	至阴 商阳	阴谷 太溪
19～21	庚戌	—	—	曲池	外关	公孙	包络	大陵 太白	复溜 经渠	劳宫 大陵
21～23	辛亥	太渊	太渊 神门	—	后溪	临泣	三焦	天井 足三里	中冲 大敦	支沟 阳池

三五、戊戌日开穴

表 7-35 戊戌日开穴表

开穴日期	
2021年	2月19日，4月20日，6月19日，8月18日，10月17日，12月16日
2022年	2月14日，4月15日，6月14日，8月13日，10月12日，12月11日
2023年	2月9日，4月10日，6月9日，8月8日，10月7日，12月6日
2024年	2月4日，4月4日，6月3日，8月2日，10月1日，11月30日
2025年	1月29日，3月30日，5月29日，7月28日，9月26日，11月25日
2026年	1月24日，3月25日，5月24日，7月23日，9月21日，11月20日
2027年	1月19日，3月20日，5月19日，7月18日，9月16日，11月15日
2028年	1月14日，3月14日，5月13日，7月12日，9月10日，11月9日
2029年	1月8日，3月9日，5月8日，7月7日，9月5日，11月4日
2030年	1月3日，3月4日，5月3日，7月2日，8月31日，10月30日，12月29日
2031年	2月27日，4月28日，6月27日，8月26日，10月25日，12月24日
2032年	2月22日，4月22日，6月21日，8月20日，10月19日，12月18日

基本信息		纳甲法			飞腾八法	灵龟八法	纳子法			
时间范围	时辰	阎明广法	徐凤法	合日互用			经脉	实证	虚证	虚实夹杂
23～1	壬子	—	—	关冲	公孙	照海	胆	阳辅 阳谷	中渚 足临泣	足临泣 丘墟
1～3	癸丑	复溜	复溜	—	申脉	外关	肝	行间 少府	侠溪 足通谷	大敦 太冲
3～5	甲寅	—	—	—	公孙	公孙	肺	尺泽 阴谷	曲泉 阴谷	经渠 太渊
5～7	乙卯	曲泉	曲泉	—	申脉	足临泣	大肠	二间 足通谷	太渊 太白	商阳 合谷
7～9	丙辰	—	—	—	内关	照海	胃	厉兑 商阳	曲池 足三里	足三里 冲阳
9～11	丁巳	心包经五穴	大陵	—	照海	列缺	脾	商丘 经渠	解溪 阳谷	太白
11～13	戊午	★厉兑	★厉兑	—	足临泣	足临泣	心	神门 太白	大都 少府	少府 神门
13～15	己未	—	—	—	列缺	后溪	小肠	小海 足三里	少冲 大敦	阳谷 腕骨
15～17	庚申	二间	二间	—	外关	照海	膀胱	束骨 足通谷	后溪 足临泣	足通谷 京骨
17～19	辛酉	—	—	—	后溪	外关	肾	涌泉 大敦	至阴 商阳	阴谷 太溪
19～21	壬戌	束骨 冲阳	束骨 冲阳	—	公孙	申脉	包络	大陵 太白	复溜 经渠	劳宫 大陵
21～23	癸亥	—	—	涌泉	申脉	内关	三焦	天井 足三里	中冲 大敦	支沟 阳池

三六、己亥日开穴

表7-36 己亥日开穴表

	开穴日期
2021年	2月20日，4月21日，6月20日，8月19日，10月18日，12月17日
2022年	2月15日，4月16日，6月15日，8月14日，10月13日，12月12日
2023年	2月10日，4月11日，6月10日，8月9日，10月8日，12月7日
2024年	2月5日，4月5日，6月4日，8月3日，10月2日，12月1日
2025年	1月30日，3月31日，5月30日，7月29日，9月27日，11月26日
2026年	1月25日，3月26日，5月25日，7月24日，9月22日，11月21日
2027年	1月20日，3月21日，5月20日，7月19日，9月17日，11月16日
2028年	1月15日，3月15日，5月14日，7月13日，9月11日，11月10日
2029年	1月9日，3月10日，5月9日，7月8日，9月6日，11月5日
2030年	1月4日，3月5日，5月4日，7月3日，9月1日，10月31日，12月30日
2031年	2月28日，4月29日，6月28日，8月27日，10月26日，12月25日
2032年	2月23日，4月23日，6月22日，8月21日，10月20日，12月19日

基本信息		纳甲法			飞腾八法	灵龟八法	纳子法			
时间范围	时辰	阎明广法	徐凤法	合日互用			经脉	实证	虚证	虚实夹杂
23～1	甲子	阳辅	阳辅	—	公孙	照海	胆	阳辅 阳谷	中渚 足临泣	足临泣 丘墟
1～3	乙丑	—	—	行间	申脉	外关	肝	行间 少府	侠溪 足通谷	大敦 太冲
3～5	丙寅	小海	小海	—	内关	申脉	肺	尺泽 阴谷	曲泉 阴谷	经渠 太渊
5～7	丁卯	—	—	神门	照海	照海	大肠	二间 足通谷	太渊 太白	商阳 合谷
7～9	戊辰	三焦输原	支沟	—	足临泣	外关	胃	厉兑 商阳	曲池 足三里	足三里 冲阳
9～11	己巳	★隐白	★隐白	商丘	列缺	公孙	脾	商丘 经渠	解溪 阳谷	太白
11～13	庚午	—	—	—	外关	足临泣	心	神门 太白	大都 少府	少府 神门
13～15	辛未	鱼际	鱼际	尺泽	后溪	照海	小肠	小海 足三里	少冲 大敦	阳谷 腕骨
15～17	壬申	—	—	—	公孙	公孙	膀胱	束骨 足通谷	后溪 足临泣	足通谷 京骨
17～19	癸酉	太溪	太溪 太白	中冲	申脉	足临泣	肾	涌泉 大敦	至阴 商阳	阴谷 太溪
19～21	甲戌	—	—	窍阴	公孙	申脉	包络	大陵 太白	复溜 经渠	劳宫 大陵
21～23	乙亥	中封	中封	—	申脉	照海	三焦	天井 足三里	中冲 大敦	支沟 阳池

三七、庚子日开穴

表 7-37 庚子日开穴表

开穴日期	
2021年	2月21日，4月22日，6月21日，8月20日，10月19日，12月18日
2022年	2月16日，4月17日，6月16日，8月15日，10月14日，12月13日
2023年	2月11日，4月12日，6月11日，8月10日，10月9日，12月8日
2024年	2月6日，4月6日，6月5日，8月4日，10月3日，12月2日
2025年	1月31日，4月1日，5月31日，7月30日，9月28日，11月27日
2026年	1月26日，3月27日，5月26日，7月25日，9月23日，11月22日
2027年	1月21日，3月22日，5月21日，7月20日，9月18日，11月17日
2028年	1月16日，3月16日，5月15日，7月14日，9月12日，11月11日
2029年	1月10日，3月11日，5月10日，7月9日，9月7日，11月6日
2030年	1月5日，3月6日，5月5日，7月4日，9月2日，11月1日，12月31日
2031年	3月1日，4月30日，6月29日，8月28日，10月27日，12月26日
2032年	2月24日，4月24日，6月23日，8月22日，10月21日，12月20日

基本信息		纳甲法			飞腾八法	灵龟八法	纳子法			
时间范围	时辰	阎明广法	徐凤法	合日互用			经脉	实证	虚证	虚实夹杂
23～1	丙子	—	—	前谷	内关	照海	胆	阳辅 阳谷	中渚 足临泣	足临泣 丘墟
1～3	丁丑	少海	少海	—	照海	外关	肝	行间 少府	侠溪 足通谷	大敦 太冲
3～5	戊寅	—	—	丘墟	足临泣	申脉	肺	尺泽 阴谷	曲泉 阴谷	经渠 太渊
5～7	己卯	心包 五输	间使	—	列缺	足临泣	大肠	二间 足通谷	太渊 太白	商阳 合谷
7～9	庚辰	★商阳	★商阳	阳溪	外关	照海	胃	厉兑 商阳	曲池 足三里	足三里 冲阳
9～11	辛巳	—	—	—	后溪	列缺	脾	商丘 经渠	解溪 阳谷	太白
11～13	壬午	足通谷	足通谷	委中	公孙	足临泣	心	神门 太白	大都 少府	少府 神门
13～15	癸未	—	—	—	申脉	照海	小肠	小海 足三里	少冲 大敦	阳谷 腕骨
15～17	甲申	足临泣 合谷	足临泣 合谷	液门	公孙	照海	膀胱	束骨 足通谷	后溪 足临泣	足通谷 京骨
17～19	乙酉	—	—	大敦	申脉	外关	肾	涌泉 大敦	至阴 商阳	阴谷 太溪
19～21	丙戌	阳谷	阳谷	—	内关	申脉	包络	大陵 太白	复溜 经渠	劳宫 大陵
21～23	丁亥	—	—	少府	照海	内关	三焦	天井 足三里	中冲 大敦	支沟 阳池

三八、辛丑日开穴

表 7-38　辛丑日开穴表

开穴日期	
2021年	2月22日，4月23日，6月22日，8月21日，10月20日，12月19日
2022年	2月17日，4月18日，6月17日，8月16日，10月15日，12月14日
2023年	2月12日，4月13日，6月12日，8月11日，10月10日，12月9日
2024年	2月7日，4月7日，6月6日，8月5日，10月4日，12月3日
2025年	2月1日，4月2日，6月1日，7月31日，9月29日，11月28日
2026年	1月27日，3月28日，5月27日，7月26日，9月24日，11月23日
2027年	1月22日，3月23日，5月22日，7月21日，9月19日，11月18日
2028年	1月17日，3月17日，5月16日，7月15日，9月13日，11月12日
2029年	1月11日，3月12日，5月11日，7月10日，9月8日，11月7日
2030年	1月6日，3月7日，5月6日，7月5日，9月3日，11月2日
2031年	1月1日，3月2日，5月1日，6月30日，8月29日，10月28日，12月27日
2032年	2月25日，4月25日，6月24日，8月23日，10月22日，12月21日

基本信息		纳甲法			飞腾八法	灵龟八法	纳子法			
时间范围	时辰	阎明广法	徐凤法	合日互用			经脉	实证	虚证	虚实夹杂
23～1	戊子	足三里	足三里	—	足临泣	申脉	胆	阳辅 阳谷	中渚 足临泣	足临泣 丘墟
1～3	己丑	—	—	太白	列缺	足临泣	肝	行间 少府	侠溪 足通谷	大敦 太冲
3～5	庚寅	三焦 输原	天井	—	外关	照海	肺	尺泽 阴谷	曲泉 阴谷	经渠 太渊
5～7	辛卯	★少商	★少商	经渠	后溪	公孙	大肠	二间 足通谷	太渊 太白	商阳 合谷
7～9	壬辰	—	—	公孙	公孙	足临泣	胃	厉兑 商阳	曲池 足三里	足三里 冲阳
9～11	癸巳	然谷	然谷	阴谷	申脉	照海	脾	商丘 经渠	解溪 阳谷	太白
11～13	甲午	—	—	公孙	公孙	照海	心	神门 太白	大都 少府	少府 神门
13～15	乙未	太冲	太冲 太渊	劳宫	申脉	外关	小肠	小海 足三里	少冲 大敦	阳谷 腕骨
15～17	丙申	—	—	少泽	内关	申脉	膀胱	束骨 足通谷	后溪 足临泣	足通谷 京骨
17～19	丁酉	灵道	灵道	—	照海	照海	肾	涌泉 大敦	至阴 商阳	阴谷 太溪
19～21	戊戌	—	—	内庭	足临泣	外关	包络	大陵 太白	复溜 经渠	劳宫 大陵
21～23	己亥	阴陵泉	阴陵泉	—	列缺	公孙	三焦	天井 足三里	中冲 大敦	支沟 阳池

三九、壬寅日开穴

表 7-39　壬寅日开穴表

开穴日期
2021年	2月23日，4月24日，6月23日，8月22日，10月21日，12月20日
2022年	2月18日，4月19日，6月18日，8月17日，10月16日，12月15日
2023年	2月13日，4月14日，6月13日，8月12日，10月11日，12月10日
2024年	2月8日，4月8日，6月7日，8月6日，10月5日，12月4日
2025年	2月2日，4月3日，6月2日，8月1日，9月30日，11月29日
2026年	1月28日，3月29日，5月28日，7月27日，9月25日，11月24日
2027年	1月23日，3月24日，5月23日，7月22日，9月20日，11月19日
2028年	1月18日，3月18日，5月17日，7月16日，9月14日，11月13日
2029年	1月12日，3月13日，5月12日，7月11日，9月9日，11月8日
2030年	1月7日，3月8日，5月7日，7月6日，9月4日，11月3日
2031年	1月2日，3月3日，5月2日，7月1日，8月30日，10月29日，12月28日
2032年	2月26日，4月26日，6月25日，8月24日，10月23日，12月22日

基本信息		纳甲法			飞腾八法	灵龟八法	纳子法			
时间范围	时辰	阎明广法	徐凤法	合日互用			经脉	实证	虚证	虚实夹杂
23～1	庚子	—	—	腕骨	外关	公孙	胆	阳辅 阳谷	中渚 足临泣	足临泣 丘墟
1～3	辛丑	心包五输	曲泽	—	后溪	足临泣	肝	行间 少府	侠溪 足通谷	大敦 太冲
3～5	壬寅	★至阴	★至阴	昆仑	公孙	照海	肺	尺泽 阴谷	曲泉 阴谷	经渠 太渊
5～7	癸卯	—	—	申脉	列缺	大肠	二间 足通谷	太渊 太白	商阳 合谷
7～9	甲辰	侠溪	侠溪	阳陵泉	公孙	外关	胃	厉兑 商阳	曲池 足三里	足三里 冲阳
9～11	乙巳	—	—	—	申脉	申脉	脾	商丘 经渠	解溪 阳谷	太白
11～13	丙午	后溪 京骨	后溪 京骨 阳池	中渚	内关	照海	心	神门 太白	大都 少府	少府 神门
13～15	丁未	—	—	少冲	照海	外关	小肠	小海 足三里	少冲 大敦	阳谷 腕骨
15～17	戊申	解溪	解溪	—	足临泣	申脉	膀胱	束骨 足通谷	后溪 足临泣	足通谷 京骨
17～19	己酉	—	—	大都	列缺	足临泣	肾	涌泉 大敦	至阴 商阳	阴谷 太溪
19～21	庚戌	曲池	曲池	—	外关	照海	包络	大陵 太白	复溜 经渠	劳宫 大陵
21～23	辛亥	—	—	太渊	后溪	列缺	三焦	天井 足三里	中冲 大敦	支沟 阳池

四〇、癸卯日开穴

表 7–40　癸卯日开穴表

开穴日期
2021年　2月24日，4月25日，6月24日，8月23日，10月22日，12月21日
2022年　2月19日，4月20日，6月19日，8月18日，10月17日，12月16日
2023年　2月14日，4月15日，6月14日，8月13日，10月12日，12月11日
2024年　2月9日，4月9日，6月8日，8月7日，10月6日，12月5日
2025年　2月3日，4月4日，6月3日，8月2日，10月1日，11月30日
2026年　1月29日，3月30日，5月29日，7月28日，9月26日，11月25日
2027年　1月24日，3月25日，5月24日，7月23日，9月21日，11月20日
2028年　1月19日，3月19日，5月18日，7月17日，9月15日，11月14日
2029年　1月13日，3月14日，5月13日，7月12日，9月10日，11月9日
2030年　1月8日，3月9日，5月8日，7月7日，9月5日，11月4日
2031年　1月3日，3月4日，5月3日，7月2日，8月31日，10月30日，12月29日
2032年　2月27日，4月27日，6月26日，8月25日，10月24日，12月23日

基本信息		纳甲法			飞腾八法	灵龟八法	纳子法			
时间范围	时辰	阎明广法	徐凤法	合日互用			经脉	实证	虚证	虚实夹杂
23～1	壬子	★关冲	★关冲	—	公孙	公孙	胆	阳辅 阳谷	中渚 足临泣	足临泣 丘墟
1～3	癸丑	★中冲	—	复溜	申脉	足临泣	肝	行间 少府	侠溪 足通谷	大敦 太冲
3～5	甲寅	液门	—	—	公孙	申脉	肺	尺泽 阴谷	曲泉 阴谷	经渠 太渊
5～7	乙卯	劳宫	—	曲泉	申脉	照海	大肠	二间 足通谷	太渊 太白	商阳 合谷
7～9	丙辰	中渚	—	—	内关	外关	胃	厉兑 商阳	曲池 足三里	足三里 冲阳
9～11	丁巳	大陵	—	大陵	照海	申脉	脾	商丘 经渠	解溪 阳谷	太白
11～13	戊午	支沟	—	厉兑	足临泣	照海	心	神门 太白	大都 少府	少府 神门
13～15	己未	间使	—	—	列缺	照海	小肠	小海 足三里	少冲 大敦	阳谷 腕骨
15～17	庚申	天井	—	二间	外关	公孙	膀胱	束骨 足通谷	后溪 足临泣	足通谷 京骨
17～19	辛酉	曲泽	—	—	后溪	足临泣	肾	涌泉 大敦	至阴 商阳	阴谷 太溪
19～21	壬戌	三焦 输原	—	束骨	公孙	照海	包络	大陵 太白	复溜 经渠	劳宫 大陵
21～23	癸亥	★涌泉	★涌泉	—	申脉	公孙	三焦	天井 足三里	中冲 大敦	支沟 阳池

四一、甲辰日开穴

表 7-41 甲辰日开穴表

开穴日期	
2021年	2月25日，4月26日，6月25日，8月24日，10月23日，12月22日
2022年	2月20日，4月21日，6月20日，8月19日，10月18日，12月17日
2023年	2月15日，4月16日，6月15日，8月14日，10月13日，12月12日
2024年	2月10日，4月10日，6月9日，8月8日，10月7日，12月6日
2025年	2月4日，4月5日，6月4日，8月3日，10月2日，12月1日
2026年	1月30日，3月31日，5月30日，7月29日，9月27日，11月26日
2027年	1月25日，3月26日，5月25日，7月24日，9月22日，11月21日
2028年	1月20日，3月20日，5月19日，7月18日，9月16日，11月15日
2029年	1月14日，3月15日，5月14日，7月13日，9月11日，11月10日
2030年	1月9日，3月10日，5月9日，7月8日，9月6日，11月5日
2031年	1月4日，3月5日，5月4日，7月3日，9月1日，10月31日，12月30日
2032年	2月28日，4月28日，6月27日，8月26日，10月25日，12月24日

基本信息		纳甲法			飞腾八法	灵龟八法	纳子法			
时间范围	时辰	阎明广法	徐凤法	合日互用			经脉	实证	虚证	虚实夹杂
23～1	甲子	—	—	阳辅	公孙	照海	胆	阳辅 阳谷	中渚 足临泣	足临泣 丘墟
1～3	乙丑	行间	行间	—	申脉	列缺	肝	行间 少府	侠溪 足通谷	大敦 太冲
3～5	丙寅	—	—	小海	内关	后溪	肺	尺泽 阴谷	曲泉 阴谷	经渠 太渊
5～7	丁卯	神门	神门 大陵 太溪	—	照海	照海	大肠	二间 足通谷	太渊 太白	商阳 合谷
7～9	戊辰	—	—	支沟	足临泣	外关	胃	厉兑 商阳	曲池 足三里	足三里 冲阳
9～11	己巳	商丘	商丘	隐白	列缺	公孙	脾	商丘 经渠	解溪 阳谷	太白
11～13	庚午	—	—	—	外关	申脉	心	神门 太白	大都 少府	少府 神门
13～15	辛未	尺泽	尺泽	鱼际	后溪	内关	小肠	小海 足三里	少冲 大敦	阳谷 腕骨
15～17	壬申	—	—	—	公孙	公孙	膀胱	束骨 足通谷	后溪 足临泣	足通谷 京骨
17～19	癸酉	心包 五输	★中冲	太溪	申脉	足临泣	肾	涌泉 大敦	至阴 商阳	阴谷 太溪
19～21	甲戌	★窍阴	★窍阴	—	公孙	后溪	包络	大陵 太白	复溜 经渠	劳宫 大陵
21～23	乙亥	—	—	中封	申脉	照海	三焦	天井 足三里	中冲 大敦	支沟 阳池

四二、乙巳日开穴

表7-42 乙巳日开穴表

开穴日期	
2021年	2月26日，4月27日，6月26日，8月25日，10月24日，12月23日
2022年	2月21日，4月22日，6月21日，8月20日，10月19日，12月18日
2023年	2月16日，4月17日，6月16日，8月15日，10月14日，12月13日
2024年	2月11日，4月11日，6月10日，8月9日，10月8日，12月7日
2025年	2月5日，4月6日，6月5日，8月4日，10月3日，12月2日
2026年	1月31日，4月1日，5月31日，7月30日，9月28日，11月27日
2027年	1月26日，3月27日，5月26日，7月25日，9月23日，11月22日
2028年	1月21日，3月21日，5月20日，7月19日，9月17日，11月16日
2029年	1月15日，3月16日，5月15日，7月14日，9月12日，11月11日
2030年	1月10日，3月11日，5月10日，7月9日，9月7日，11月6日
2031年	1月5日，3月6日，5月5日，7月4日，9月2日，11月1日，12月31日
2032年	2月29日，4月29日，6月28日，8月27日，10月26日，12月25日

基本信息		纳甲法			飞腾八法	灵龟八法	纳子法			
时间范围	时辰	阎明广法	徐凤法	合日互用			经脉	实证	虚证	虚实夹杂
23～1	丙子	前谷	前谷	—	内关	照海	胆	阳辅 阳谷	中渚 足临泣	足临泣 丘墟
1～3	丁丑	—	—	少海	照海	公孙	肝	行间 少府	侠溪 足通谷	大敦 太冲
3～5	戊寅	陷谷 丘墟	丘墟 陷谷	—	足临泣	足临泣	肺	尺泽 阴谷	曲泉 阴谷	经渠 太渊
5～7	己卯	—	—	间使	列缺	申脉	大肠	二间 足通谷	太渊 太白	商阳 合谷
7～9	庚辰	阳溪	阳溪	商阳	外关	照海	胃	厉兑 商阳	曲池 足三里	足三里 冲阳
9～11	辛巳	—	—	—	后溪	外关	脾	商丘 经渠	解溪 阳谷	太白
11～13	壬午	委中	委中	足通谷	公孙	申脉	心	神门 太白	大都 少府	少府 神门
13～15	癸未	—	—	—	申脉	照海	小肠	小海 足三里	少冲 大敦	阳谷 腕骨
15～17	甲申	三焦 输原	液门	足临泣	公孙	照海	膀胱	束骨 足通谷	后溪 足临泣	足通谷 京骨
17～19	乙酉	★大敦	★大敦	—	申脉	公孙	肾	涌泉 大敦	至阴 商阳	阴谷 太溪
19～21	丙戌	—	—	阳谷	内关	足临泣	包络	大陵 太白	复溜 经渠	劳宫 大陵
21～23	丁亥	少府	少府	—	照海	照海	三焦	天井 足三里	中冲 大敦	支沟 阳池

四三、丙午日开穴

表 7-43　丙午日开穴表

开穴日期
2021年	2月27日，4月28日，6月27日，8月26日，10月25日，12月24日
2022年	2月22日，4月23日，6月22日，8月21日，10月20日，12月19日
2023年	2月17日，4月18日，6月17日，8月16日，10月15日，12月14日
2024年	2月12日，4月12日，6月11日，8月10日，10月9日，12月8日
2025年	2月6日，4月7日，6月6日，8月5日，10月4日，12月3日
2026年	2月1日，4月2日，6月1日，7月31日，9月29日，11月28日
2027年	1月27日，3月28日，5月27日，7月26日，9月24日，11月23日
2028年	1月22日，3月22日，5月21日，7月20日，9月18日，11月17日
2029年	1月16日，3月17日，5月16日，7月15日，9月13日，11月12日
2030年	1月11日，3月12日，5月11日，7月10日，9月8日，11月7日
2031年	1月6日，3月7日，5月6日，7月5日，9月3日，11月2日
2032年	1月1日，3月1日，4月30日，6月29日，8月28日，10月27日，12月26日

基本信息		纳甲法			飞腾八法	灵龟八法	纳子法			
时间范围	时辰	阎明广法	徐凤法	合日互用			经脉	实证	虚证	虚实夹杂
23～1	戊子	—	—	足三里	足临泣	申脉	胆	阳辅 阳谷	中渚 足临泣	足临泣 丘墟
1～3	己丑	太白	太白 太冲	—	列缺	足临泣	肝	行间 少府	侠溪 足通谷	大敦 太冲
3～5	庚寅	—	—	天井	外关	照海	肺	尺泽 阴谷	曲泉 阴谷	经渠 太渊
5～7	辛卯	经渠	经渠	少商	后溪	列缺	大肠	二间 足通谷	太渊 太白	商阳 合谷
7～9	壬辰	—	—	公孙	后溪	胃	厉兑 商阳	曲池 足三里	足三里 冲阳
9～11	癸巳	阴谷	阴谷	然谷	申脉	照海	脾	商丘 经渠	解溪 阳谷	太白
11～13	甲午	—	—		公孙	照海	心	神门 太白	大都 少府	少府 神门
13～15	乙未	心包五输	劳宫	太冲	申脉	外关	小肠	小海 足三里	少冲 大敦	阳谷 腕骨
15～17	丙申	★少泽	★少泽	—	内关	申脉	膀胱	束骨 足通谷	后溪 足临泣	足通谷 京骨
17～19	丁酉	—	—	灵道	照海	内关	肾	涌泉 大敦	至阴 商阳	阴谷 太溪
19～21	戊戌	内庭	内庭	—	足临泣	公孙	包络	大陵 太白	复溜 经渠	劳宫 大陵
21～23	己亥	—	—	阴陵泉	列缺	列缺	三焦	天井 足三里	中冲 大敦	支沟 阳池

四四、丁未日开穴

表 7-44　丁未日开穴表

开穴日期
2021年 2月28日，4月29日，6月28日，8月27日，10月26日，12月25日
2022年 2月23日，4月24日，6月23日，8月22日，10月21日，12月20日
2023年 2月18日，4月19日，6月18日，8月17日，10月16日，12月15日
2024年 2月13日，4月13日，6月12日，8月11日，10月10日，12月9日
2025年 2月7日，4月8日，6月7日，8月6日，10月5日，12月4日
2026年 2月2日，4月3日，6月2日，8月1日，9月30日，11月29日
2027年 1月28日，3月29日，5月28日，7月27日，9月25日，11月24日
2028年 1月23日，3月23日，5月22日，7月21日，9月19日，11月18日
2029年 1月17日，3月18日，5月17日，7月16日，9月14日，11月13日
2030年 1月12日，3月13日，5月12日，7月11日，9月9日，11月8日
2031年 1月7日，3月8日，5月7日，7月6日，9月4日，11月3日
2032年 1月2日，3月2日，5月1日，6月30日，8月29日，10月28日，12月27日

基本信息		纳甲法			飞腾八法	灵龟八法	纳子法			
时间范围	时辰	阎明广法	徐凤法	合日互用			经脉	实证	虚证	虚实夹杂
23～1	庚子	三间腕骨	三间腕骨	—	外关	照海	胆	阳辅阳谷	中渚足临泣	足临泣丘墟
1～3	辛丑	—	—	曲泽	后溪	外关	肝	行间少府	侠溪足通谷	大敦太冲
3～5	壬寅	昆仑	昆仑	至阴	公孙	申脉	肺	尺泽阴谷	曲泉阴谷	经渠太渊
5～7	癸卯	—	—	—	申脉	照海	大肠	二间足通谷	太渊太白	商阳合谷
7～9	甲辰	阳陵泉	阳陵泉	侠溪	公孙	照海	胃	厉兑商阳	曲池足三里	足三里冲阳
9～11	乙巳	—	—	—	申脉	公孙	脾	商丘经渠	解溪阳谷	太白
11～13	丙午	三焦输原	中渚	后溪	内关	足临泣	心	神门太白	大都少府	少府神门
13～15	丁未	★少冲	★少冲		照海	照海	小肠	小海足三里	少冲大敦	阳谷腕骨
15～17	戊申	—	—	解溪	足临泣	公孙	膀胱	束骨足通谷	后溪足临泣	足通谷京骨
17～19	己酉	大都	大都		列缺	外关	肾	涌泉大敦	至阴商阳	阴谷太溪
19～21	庚戌	—	—	曲池	外关	申脉	包络	大陵太白	复溜经渠	劳宫大陵
21～23	辛亥	太渊	太渊神门	—	后溪	照海	三焦	天井足三里	中冲大敦	支沟阳池

四五、戊申日开穴

表 7-45 戊申日开穴表

开穴日期	
2021年	3月1日，4月30日，6月29日，8月28日，10月27日，12月26日
2022年	2月24日，4月25日，6月24日，8月23日，10月22日，12月21日
2023年	2月19日，4月20日，6月19日，8月18日，10月17日，12月16日
2024年	2月14日，4月14日，6月13日，8月12日，10月11日，12月10日
2025年	2月8日，4月9日，6月8日，8月7日，10月6日，12月5日
2026年	2月3日，4月4日，6月3日，8月2日，10月1日，11月30日
2027年	1月29日，3月30日，5月29日，7月28日，9月26日，11月25日
2028年	1月24日，3月24日，5月23日，7月22日，9月20日，11月19日
2029年	1月18日，3月19日，5月18日，7月17日，9月15日，11月14日
2030年	1月13日，3月14日，5月13日，7月12日，9月10日，11月9日
2031年	1月8日，3月9日，5月8日，7月7日，9月5日，11月4日
2032年	1月3日，3月3日，5月2日，7月1日，8月30日，10月29日，12月28日

基本信息		纳甲法			飞腾八法	灵龟八法	纳子法			
时间范围	时辰	阎明广法	徐凤法	合日互用			经脉	实证	虚证	虚实夹杂
23～1	壬子	—	—	关冲	公孙	后溪	胆	阳辅 阳谷	中渚 足临泣	足临泣 丘墟
1～3	癸丑	复溜	复溜	—	申脉	照海	肝	行间 少府	侠溪 足通谷	大敦 太冲
3～5	甲寅	—	—	—	公孙	内关	肺	尺泽 阴谷	曲泉 阴谷	经渠 太渊
5～7	乙卯	曲泉	曲泉	—	申脉	公孙	大肠	二间 足通谷	太渊 太白	商阳 合谷
7～9	丙辰	—	—	—	内关	足临泣	胃	厉兑 商阳	曲池 足三里	足三里 冲阳
9～11	丁巳	心包经五穴	大陵	—	照海	照海	脾	商丘 经渠	解溪 阳谷	太白
11～13	戊午	★厉兑	★厉兑	—	足临泣	公孙	心	神门 太白	大都 少府	少府 神门
13～15	己未	—	—	—	列缺	列缺	小肠	小海 足三里	少冲 大敦	阳谷 腕骨
15～17	庚申	二间	二间	—	外关	后溪	膀胱	束骨 足通谷	后溪 足临泣	足通谷 京骨
17～19	辛酉	—	—	—	后溪	照海	肾	涌泉 大敦	至阴 商阳	阴谷 太溪
19～21	壬戌	束骨 冲阳	束骨 冲阳	—	公孙	外关	包络	大陵 太白	复溜 经渠	劳宫 大陵
21～23	癸亥	—	—	涌泉	申脉	申脉	三焦	天井 足三里	中冲 大敦	支沟 阳池

四六、己酉日开穴

表 7-46 己酉日开穴表

开穴日期	
2021年	1月1日，3月2日，5月1日，6月30日，8月29日，10月28日，12月27日
2022年	2月25日，4月26日，6月25日，8月24日，10月23日，12月22日
2023年	2月20日，4月21日，6月20日，8月19日，10月18日，12月17日
2024年	2月15日，4月15日，6月14日，8月13日，10月12日，12月11日
2025年	2月9日，4月10日，6月9日，8月8日，10月7日，12月6日
2026年	2月4日，4月5日，6月4日，8月3日，10月2日，12月1日
2027年	1月30日，3月31日，5月30日，7月29日，9月27日，11月26日
2028年	1月25日，3月25日，5月24日，7月23日，9月21日，11月20日
2029年	1月19日，3月20日，5月19日，7月18日，9月16日，11月15日
2030年	1月14日，3月15日，5月14日，7月13日，9月11日，11月10日
2031年	1月9日，3月10日，5月9日，7月8日，9月6日，11月5日
2032年	1月4日，3月4日，5月3日，7月2日，8月31日，10月30日，12月29日

基本信息		纳甲法			飞腾八法	灵龟八法	纳子法			
时间范围	时辰	阎明广法	徐凤法	合日互用			经脉	实证	虚证	虚实夹杂
23~1	甲子	阳辅	阳辅	—	公孙	足临泣	胆	阳辅 阳谷	中渚 足临泣	足临泣 丘墟
1~3	乙丑	—	—	行间	申脉	照海	肝	行间 少府	侠溪 足通谷	大敦 太冲
3~5	丙寅	小海	小海	—	内关	公孙	肺	尺泽 阴谷	曲泉 阴谷	经渠 太渊
5~7	丁卯	—	—	神门	照海	足临泣	大肠	二间 足通谷	太渊 太白	商阳 合谷
7~9	戊辰	三焦 输原	支沟	—	足临泣	照海	胃	厉兑 商阳	曲池 足三里	足三里 冲阳
9~11	己巳	★隐白	★隐白	商丘	列缺	照海	脾	商丘 经渠	解溪 阳谷	太白
11~13	庚午	—	—	—	外关	外关	心	神门 太白	大都 少府	少府 神门
13~15	辛未	鱼际	鱼际	尺泽	后溪	申脉	小肠	小海 足三里	少冲 大敦	阳谷 腕骨
15~17	壬申	—	—	—	公孙	照海	膀胱	束骨 足通谷	后溪 足临泣	足通谷 京骨
17~19	癸酉	太溪	太溪 太白	中冲	申脉	外关	肾	涌泉 大敦	至阴 商阳	阴谷 太溪
19~21	甲戌	—	—	窍阴	公孙	公孙	包络	大陵 太白	复溜 经渠	劳宫 大陵
21~23	乙亥	中封	中封	—	申脉	足临泣	三焦	天井 足三里	中冲 大敦	支沟 阳池

四七、庚戌日开穴

表 7-47 庚戌日开穴表

开穴日期

2021年	1月2日，3月3日，5月2日，7月1日，8月30日，10月29日，12月28日
2022年	2月26日，4月27日，6月26日，8月25日，10月24日，12月23日
2023年	2月21日，4月22日，6月21日，8月20日，10月19日，12月18日
2024年	2月16日，4月16日，6月15日，8月14日，10月13日，12月12日
2025年	2月10日，4月11日，6月10日，8月9日，10月8日，12月7日
2026年	2月5日，4月6日，6月5日，8月4日，10月3日，12月2日
2027年	1月31日，4月1日，5月31日，7月30日，9月28日，11月27日
2028年	1月26日，3月26日，5月25日，7月24日，9月22日，11月21日
2029年	1月20日，3月21日，5月20日，7月19日，9月17日，11月16日
2030年	1月15日，3月16日，5月15日，7月14日，9月12日，11月11日
2031年	1月10日，3月11日，5月10日，7月9日，9月7日，11月6日
2032年	1月5日，3月5日，5月4日，7月3日，9月1日，10月31日，12月30日

基本信息		纳甲法			飞腾八法	灵龟八法	纳子法			
时间范围	时辰	阎明广法	徐凤法	合日互用			经脉	实证	虚证	虚实夹杂
23～1	丙子	—	—	前谷	内关	内关	胆	阳辅 阳谷	中渚 足临泣	足临泣 丘墟
1～3	丁丑	少海	少海		照海	公孙	肝	行间 少府	侠溪 足通谷	大敦 太冲
3～5	戊寅			丘墟	足临泣	足临泣	肺	尺泽 阴谷	曲泉 阴谷	经渠 太渊
5～7	己卯	心包五输	间使		列缺	后溪	大肠	二间 足通谷	太渊 太白	商阳 合谷
7～9	庚辰	★商阳	★商阳	阳溪	外关	照海	胃	厉兑 商阳	曲池 足三里	足三里 冲阳
9～11	辛巳	—	—		后溪	外关	脾	商丘 经渠	解溪 阳谷	太白
11～13	壬午	足通谷	足通谷	委中	公孙	后溪	心	神门 太白	大都 少府	少府 神门
13～15	癸未	—	—	—	申脉	照海	小肠	小海 足三里	少冲 大敦	阳谷 腕骨
15～17	甲申	足临泣 合谷	足临泣 合谷	液门	公孙	内关	膀胱	束骨 足通谷	后溪 足临泣	足通谷 京骨
17～19	乙酉	—	—	大敦	申脉	公孙	肾	涌泉 大敦	至阴 商阳	阴谷 太溪
19～21	丙戌	阳谷	阳谷	—	内关	足临泣	包络	大陵 太白	复溜 经渠	劳宫 大陵
21～23	丁亥			少府	照海	照海	三焦	天井 足三里	中冲 大敦	支沟 阳池

四八、辛亥日开穴

表 7-48　辛亥日开穴表

开穴日期	
2021年	1月3日，3月4日，5月3日，7月2日，8月31日，10月30日，12月29日
2022年	2月27日，4月28日，6月27日，8月26日，10月25日，12月24日
2023年	2月22日，4月23日，6月22日，8月21日，10月20日，12月19日
2024年	2月17日，4月17日，6月16日，8月15日，10月14日，12月13日
2025年	2月11日，4月12日，6月11日，8月10日，10月9日，12月8日
2026年	2月6日，4月7日，6月6日，8月5日，10月4日，12月3日
2027年	2月1日，4月2日，6月1日，7月31日，9月29日，11月28日
2028年	1月27日，3月27日，5月26日，7月25日，9月23日，11月22日
2029年	1月21日，3月22日，5月21日，7月20日，9月18日，11月17日
2030年	1月16日，3月17日，5月16日，7月15日，9月13日，11月12日
2031年	1月11日，3月12日，5月11日，7月10日，9月8日，11月7日
2032年	1月6日，3月6日，5月5日，7月4日，9月2日，11月1日，12月31日

基本信息		纳甲法			飞腾八法	灵龟八法	纳子法			
时间范围	时辰	阎明广法	徐凤法	合日互用	飞腾八法	灵龟八法	经脉	实证	虚证	虚实夹杂
23～1	戊子	足三里	足三里	—	足临泣	足临泣	胆	阳辅 阳谷	中渚 足临泣	足临泣 丘墟
1～3	己丑	—	—	太白	列缺	申脉	肝	行间 少府	侠溪 足通谷	大敦 太冲
3～5	庚寅	三焦 输原	天井	—	外关	照海	肺	尺泽 阴谷	曲泉 阴谷	经渠 太渊
5～7	辛卯	★少商	★少商	经渠	后溪	外关	大肠	二间 足通谷	太渊 太白	商阳 合谷
7～9	壬辰	—	—	公孙	公孙	申脉	胃	厉兑 商阳	曲池 足三里	足三里 冲阳
9～11	癸巳	然谷	然谷	阴谷	申脉	照海	脾	商丘 经渠	解溪 阳谷	太白
11～13	甲午	—	—	—	公孙	照海	心	神门 太白	大都 少府	少府 神门
13～15	乙未	太冲	太冲 太渊	劳宫	申脉	公孙	小肠	小海 足三里	少冲 大敦	阳谷 腕骨
15～17	丙申	—	—	少泽	内关	足临泣	膀胱	束骨 足通谷	后溪 足临泣	足通谷 京骨
17～19	丁酉	灵道	灵道	—	照海	照海	肾	涌泉 大敦	至阴 商阳	阴谷 太溪
19～21	戊戌	—	—	内庭	足临泣	公孙	包络	大陵 太白	复溜 经渠	劳宫 大陵
21～23	己亥	阴陵泉	阴陵泉	—	列缺	外关	三焦	天井 足三里	中冲 大敦	支沟 阳池

四九、壬子日开穴

表 7-49　壬子日开穴表

开穴日期

2021年	1月4日，3月5日，5月4日，7月3日，9月1日，10月31日，12月30日
2022年	2月28日，4月29日，6月28日，8月27日，10月26日，12月25日
2023年	2月23日，4月24日，6月23日，8月22日，10月21日，12月20日
2024年	2月18日，4月18日，6月17日，8月16日，10月15日，12月14日
2025年	2月12日，4月13日，6月12日，8月11日，10月10日，12月9日
2026年	2月7日，4月8日，6月7日，8月6日，10月5日，12月4日
2027年	2月2日，4月3日，6月2日，8月1日，9月30日，11月29日
2028年	1月28日，3月28日，5月27日，7月26日，9月24日，11月23日
2029年	1月22日，3月23日，5月22日，7月21日，9月19日，11月18日
2030年	1月17日，3月18日，5月17日，7月16日，9月14日，11月13日
2031年	1月12日，3月13日，5月12日，7月11日，9月9日，11月8日
2032年	1月7日，3月7日，5月6日，7月5日，9月3日，11月2日

基本信息		纳甲法			飞腾八法	灵龟八法	纳子法			
时间范围	时辰	阎明广法	徐凤法	合日互用			经脉	实证	虚证	虚实夹杂
23～1	庚子	—	—	腕骨	外关	照海	胆	阳辅 阳谷	中渚 足临泣	足临泣 丘墟
1～3	辛丑	心包五输	曲泽	—	后溪	外关	肝	行间 少府	侠溪 足通谷	大敦 太冲
3～5	壬寅	★至阴	★至阴	昆仑	公孙	申脉	肺	尺泽 阴谷	曲泉 阴谷	经渠 太渊
5～7	癸卯	—	—	—	申脉	内关	大肠	二间 足通谷	太渊 太白	商阳 合谷
7～9	甲辰	侠溪	侠溪	阳陵泉	公孙	照海	胃	厉兑 商阳	曲池 足三里	足三里 冲阳
9～11	乙巳	—	—	—	申脉	列缺	脾	商丘 经渠	解溪 阳谷	太白
11～13	丙午	后溪 京骨	后溪 京骨 阳池	中渚	内关	足临泣	心	神门 太白	大都 少府	少府 神门
13～15	丁未	—	—	少冲	照海	照海	小肠	小海 足三里	少冲 大敦	阳谷 腕骨
15～17	戊申	解溪	解溪	—	足临泣	列缺	膀胱	束骨 足通谷	后溪 足临泣	足通谷 京骨
17～19	己酉	—	—	大都	列缺	外关	肾	涌泉 大敦	至阴 商阳	阴谷 太溪
19～21	庚戌	曲池	曲池	—	外关	申脉	包络	大陵 太白	复溜 经渠	劳宫 大陵
21～23	辛亥	—	—	太渊	后溪	内关	三焦	天井 足三里	中冲 大敦	支沟 阳池

五〇、癸丑日开穴

表 7–50　癸丑日开穴表

开穴日期	
2021年	1月5日，3月6日，5月5日，7月4日，9月2日，11月1日，12月31日
2022年	3月1日，4月30日，6月29日，8月28日，10月27日，12月26日
2023年	2月24日，4月25日，6月24日，8月23日，10月22日，12月21日
2024年	2月19日，4月19日，6月18日，8月17日，10月16日，12月15日
2025年	2月13日，4月14日，6月13日，8月12日，10月11日，12月10日
2026年	2月8日，4月9日，6月8日，8月7日，10月6日，12月5日
2027年	2月3日，4月4日，6月3日，8月2日，10月1日，11月30日
2028年	1月29日，3月29日，5月28日，7月27日，9月25日，11月24日
2029年	1月23日，3月24日，5月23日，7月22日，9月20日，11月19日
2030年	1月18日，3月19日，5月18日，7月17日，9月15日，11月14日
2031年	1月13日，3月14日，5月13日，7月12日，9月10日，11月9日
2032年	1月8日，3月8日，5月7日，7月6日，9月4日，11月3日

基本信息		纳甲法			飞腾八法	灵龟八法	纳子法			
时间范围	时辰	阎明广法	徐凤法	合日互用			经脉	实证	虚证	虚实夹杂
23～1	壬子	★关冲	★关冲	—	公孙	照海	胆	阳辅阳谷	中渚足临泣	足临泣丘墟
1～3	癸丑	★中冲	—	复溜	申脉	公孙	肝	行间少府	侠溪足通谷	大敦太冲
3～5	甲寅	液门	—	—	公孙	外关	肺	尺泽阴谷	曲泉阴谷	经渠太渊
5～7	乙卯	劳宫	—	曲泉	申脉	申脉	大肠	二间足通谷	太渊太白	商阳合谷
7～9	丙辰	中渚	—	—	内关	照海	胃	厉兑商阳	曲池足三里	足三里冲阳
9～11	丁巳	大陵	—	大陵	照海	外关	脾	商丘经渠	解溪阳谷	太白
11～13	戊午	支沟	—	厉兑	足临泣	申脉	心	神门太白	大都少府	少府神门
13～15	己未	间使	—	—	列缺	足临泣	小肠	小海足三里	少冲大敦	阳谷腕骨
15～17	庚申	天井	—	二间	外关	照海	膀胱	束骨足通谷	后溪足临泣	足通谷京骨
17～19	辛酉	曲泽	—	—	后溪	公孙	肾	涌泉大敦	至阴商阳	阴谷太溪
19～21	壬戌	三焦输原	—	束骨	公孙	足临泣	包络	大陵太白	复溜经渠	劳宫大陵
21～23	癸亥	★涌泉	★涌泉	—	申脉	照海	三焦	天井足三里	中冲大敦	支沟阳池

五一、甲寅日开穴

表 7–51　甲寅日开穴表

开穴日期	
2021年	1月6日，3月7日，5月6日，7月5日，9月3日，11月2日
2022年	1月1日，3月2日，5月1日，6月30日，8月29日，10月28日，12月27日
2023年	2月25日，4月26日，6月25日，8月24日，10月23日，12月22日
2024年	2月20日，4月20日，6月19日，8月18日，10月17日，12月16日
2025年	2月14日，4月15日，6月14日，8月13日，10月12日，12月11日
2026年	2月9日，4月10日，6月9日，8月8日，10月7日，12月6日
2027年	2月4日，4月5日，6月4日，8月3日，10月2日，12月1日
2028年	1月30日，3月30日，5月29日，7月28日，9月26日，11月25日
2029年	1月24日，3月25日，5月24日，7月23日，9月21日，11月20日
2030年	1月19日，3月20日，5月18日，7月18日，9月16日，11月15日
2031年	1月14日，3月15日，5月14日，7月13日，9月11日，11月10日
2032年	1月9日，3月9日，5月8日，7月7日，9月5日，11月4日

基本信息		纳甲法			飞腾八法	灵龟八法	纳子法			
时间范围	时辰	阎明广法	徐凤法	合日互用			经脉	实证	虚证	虚实夹杂
23～1	甲子	—	—	阳辅	公孙	列缺	胆	阳辅 阳谷	中渚 足临泣	足临泣 丘墟
1～3	乙丑	行间	行间	—	申脉	后溪	肝	行间 少府	侠溪 足通谷	大敦 太冲
3～5	丙寅	—	—	小海	内关	照海	肺	尺泽 阴谷	曲泉 阴谷	经渠 太渊
5～7	丁卯	神门	神门 大陵 太溪	—	照海	外关	大肠	二间 足通谷	太渊 太白	商阳 合谷
7～9	戊辰	—	—	支沟	足临泣	申脉	胃	厉兑 商阳	曲池 足三里	足三里 冲阳
9～11	己巳	商丘	商丘	隐白	列缺	足临泣	脾	商丘 经渠	解溪 阳谷	太白
11～13	庚午	—	—	外关	内关	心	神门 太白	大都 少府	少府 神门
13～15	辛未	尺泽	尺泽	鱼际	后溪	公孙	小肠	小海 足三里	少冲 大敦	阳谷 腕骨
15～17	壬申	—	—	—	公孙	足临泣	膀胱	束骨 足通谷	后溪 足临泣	足通谷 京骨
17～19	癸酉	心包五输	★中冲	太溪	申脉	照海	肾	涌泉 大敦	至阴 商阳	阴谷 太溪
19～21	甲戌	★窍阴	★窍阴	—	公孙	照海	包络	大陵 太白	复溜 经渠	劳宫 大陵
21～23	乙亥	—	—	中封	申脉	外关	三焦	天井 足三里	中冲 大敦	支沟 阳池

五二、乙卯日开穴

表 7-52　乙卯日开穴表

开穴日期	
2021年	1月7日，3月8日，5月7日，7月6日，9月4日，11月3日
2022年	1月2日，3月3日，5月2日，7月1日，8月30日，10月29日，12月28日
2023年	2月26日，4月27日，6月26日，8月25日，10月24日，12月23日
2024年	2月21日，4月21日，6月20日，8月19日，10月18日，12月17日
2025年	2月15日，4月16日，6月15日，8月14日，10月13日，12月12日
2026年	2月10日，4月11日，6月10日，8月9日，10月8日，12月7日
2027年	2月5日，4月6日，6月5日，8月4日，10月3日，12月2日
2028年	1月31日，3月31日，5月30日，7月29日，9月27日，11月26日
2029年	1月25日，3月26日，5月25日，7月24日，9月22日，11月21日
2030年	1月20日，3月21日，5月20日，7月17日，9月17日，11月16日
2031年	1月15日，3月16日，5月15日，7月14日，9月12日，11月11日
2032年	1月10日，3月10日，5月9日，7月8日，9月6日，11月5日

基本信息		纳甲法			飞腾八法	灵龟八法	纳子法			
时间范围	时辰	阎明广法	徐凤法	合日互用			经脉	实证	虚证	虚实夹杂
23～1	丙子	前谷	前谷	—	内关	外关	胆	阳辅 阳谷	中渚 足临泣	足临泣 丘墟
1～3	丁丑	—	—	少海	照海	申脉	肝	行间 少府	侠溪 足通谷	大敦 太冲
3～5	戊寅	陷谷 丘墟	丘墟 陷谷	—	足临泣	照海	肺	尺泽 阴谷	曲泉 阴谷	经渠 太渊
5～7	己卯	—	—	间使	列缺	照海	大肠	二间 足通谷	太渊 太白	商阳 合谷
7～9	庚辰	阳溪	阳溪	商阳	外关	公孙	胃	厉兑 商阳	曲池 足三里	足三里 冲阳
9～11	辛巳	—	—	—	后溪	足临泣	脾	商丘 经渠	解溪 阳谷	太白
11～13	壬午	委中	委中	足通谷	公孙	照海	心	神门 太白	大都 少府	少府 神门
13～15	癸未	—	—	—	申脉	公孙	小肠	小海 足三里	少冲 大敦	阳谷 腕骨
15～17	甲申	三焦输原	液门	足临泣	公孙	外关	膀胱	束骨 足通谷	后溪 足临泣	足通谷 京骨
17～19	乙酉	★大敦	★大敦	—	申脉	申脉	肾	涌泉 大敦	至阴 商阳	阴谷 太溪
19～21	丙戌	—	—	阳谷	内关	照海	包络	大陵 太白	复溜 经渠	劳宫 大陵
21～23	丁亥	少府	少府	—	照海	外关	三焦	天井 足三里	中冲 大敦	支沟 阳池

五三、丙辰日开穴

表 7-53 丙辰日开穴表

	开穴日期
2021年	1月8日，3月9日，5月8日，7月7日，9月5日，11月4日
2022年	1月3日，3月4日，5月3日，7月2日，8月31日，10月30日，12月29日
2023年	2月27日，4月28日，6月27日，8月26日，10月25日，12月24日
2024年	2月22日，4月22日，6月21日，8月20日，10月19日，12月18日
2025年	2月16日，4月17日，6月16日，8月15日，10月14日，12月13日
2026年	2月11日，4月12日，6月11日，8月10日，10月9日，12月8日
2027年	2月6日，4月7日，6月6日，8月5日，10月4日，12月3日
2028年	2月1日，4月1日，5月31日，7月30日，9月28日，11月27日
2029年	1月26日，3月27日，5月26日，7月25日，9月23日，11月22日
2030年	1月21日，3月22日，5月21日，7月20日，9月18日，11月17日
2031年	1月16日，3月17日，5月16日，7月15日，9月13日，11月12日
2032年	1月11日，3月11日，5月10日，7月9日，9月7日，11月6日

基本信息		纳甲法			飞腾八法	灵龟八法	纳子法			
时间范围	时辰	阎明广法	徐凤法	合日互用			经脉	实证	虚证	虚实夹杂
23～1	戊子	—	—	足三里	足临泣	足临泣	胆	阳辅 阳谷	中渚 足临泣	足临泣 丘墟
1～3	己丑	太白	太白 太冲	—	列缺	后溪	肝	行间 少府	侠溪 足通谷	大敦 太冲
3～5	庚寅	—	—	天井	外关	照海	肺	尺泽 阴谷	曲泉 阴谷	经渠 太渊
5～7	辛卯	经渠	经渠	少商	后溪	外关	大肠	二间 足通谷	太渊 太白	商阳 合谷
7～9	壬辰	—	—	—	公孙	申脉	胃	厉兑 商阳	曲池 足三里	足三里 冲阳
9～11	癸巳	阴谷	阴谷	然谷	申脉	内关	脾	商丘 经渠	解溪 阳谷	太白
11～13	甲午	—	—	—	公孙	内关	心	神门 太白	大都 少府	少府 神门
13～15	乙未	心包五输	劳宫	太冲	申脉	公孙	小肠	小海 足三里	少冲 大敦	阳谷 腕骨
15～17	丙申	★少泽	★少泽	—	内关	足临泣	膀胱	束骨 足通谷	后溪 足临泣	足通谷 京骨
17～19	丁酉	—	—	灵道	照海	照海	肾	涌泉 大敦	至阴 商阳	阴谷 太溪
19～21	戊戌	内庭	内庭	—	足临泣	列缺	包络	大陵 太白	复溜 经渠	劳宫 大陵
21～23	己亥	—	—	阴陵泉	列缺	外关	三焦	天井 足三里	中冲 大敦	支沟 阳池

五四、丁巳日开穴

表 7-54 丁巳日开穴表

开穴日期	
2021年	1月9日，3月10日，5月9日，7月8日，9月6日，11月5日
2022年	1月4日，3月5日，5月4日，7月3日，9月1日，10月31日，12月30日
2023年	2月28日，4月29日，6月28日，8月27日，10月26日，12月25日
2024年	2月23日，4月23日，6月22日，8月21日，10月20日，12月19日
2025年	2月17日，4月18日，6月17日，8月16日，10月15日，12月14日
2026年	2月12日，4月13日，6月12日，8月11日，10月10日，12月9日
2027年	2月7日，4月8日，6月7日，8月6日，10月5日，12月4日
2028年	2月2日，4月2日，6月1日，7月31日，9月29日，11月28日
2029年	1月27日，3月28日，5月27日，7月26日，9月24日，11月23日
2030年	1月22日，3月23日，5月22日，7月21日，9月19日，11月18日
2031年	1月17日，3月18日，5月17日，7月16日，9月14日，11月13日
2032年	1月12日，3月12日，5月11日，7月10日，9月8日，11月7日

基本信息		纳甲法			飞腾八法	灵龟八法	纳子法			
时间范围	时辰	阎明广法	徐凤法	合日互用			经脉	实证	虚证	虚实夹杂
23～1	庚子	三间 腕骨	三间 腕骨	—	外关	照海	胆	阳辅 阳谷	中渚 足临泣	足临泣 丘墟
1～3	辛丑	—	—	曲泽	后溪	公孙	肝	行间 少府	侠溪 足通谷	大敦 太冲
3～5	壬寅	昆仑	昆仑	至阴	公孙	足临泣	肺	尺泽 阴谷	曲泉 阴谷	经渠 太渊
5～7	癸卯	—	—	—	申脉	照海	大肠	二间 足通谷	太渊 太白	商阳 合谷
7～9	甲辰	阳陵泉	阳陵泉	侠溪	公孙	照海	胃	厉兑 商阳	曲池 足三里	足三里 冲阳
9～11	乙巳	—	—	—	申脉	外关	脾	商丘 经渠	解溪 阳谷	太白
11～13	丙午	三焦 输原	中渚	后溪	内关	申脉	心	神门 太白	大都 少府	少府 神门
13～15	丁未	★少冲	★少冲	—	照海	照海	小肠	小海 足三里	少冲 大敦	阳谷 腕骨
15～17	戊申	—	—	解溪	足临泣	外关	膀胱	束骨 足通谷	后溪 足临泣	足通谷 京骨
17～19	己酉	大都	大都	—	列缺	公孙	肾	涌泉 大敦	至阴 商阳	阴谷 太溪
19～21	庚戌	—	—	曲池	外关	足临泣	包络	大陵 太白	复溜 经渠	劳宫 大陵
21～23	辛亥	太渊	太渊 神门	—	后溪	照海	三焦	天井 足三里	中冲 大敦	支沟 阳池

五五、戊午日开穴

表 7-55　戊午日开穴表

开穴日期	
2021年	1月10日，3月11日，5月10日，7月9日，9月7日，11月6日
2022年	1月5日，3月6日，5月5日，7月4日，9月2日，11月1日，12月31日
2023年	3月1日，4月30日，6月29日，8月28日，10月27日，12月26日
2024年	2月24日，4月24日，6月23日，8月22日，10月21日，12月20日
2025年	2月18日，4月19日，6月18日，8月17日，10月16日，12月15日
2026年	2月13日，4月14日，6月13日，8月12日，10月11日，12月10日
2027年	2月8日，4月9日，6月8日，8月7日，10月6日，12月5日
2028年	2月3日，4月3日，6月2日，8月1日，9月30日，11月29日
2029年	1月28日，3月29日，5月28日，7月27日，9月25日，11月24日
2030年	1月23日，3月24日，5月23日，7月22日，9月20日，11月19日
2031年	1月18日，3月19日，5月18日，7月17日，9月15日，11月14日
2032年	1月13日，3月13日，5月12日，7月11日，9月9日，11月8日

基本信息		纳甲法			飞腾八法	灵龟八法	纳子法			
时间范围	时辰	阎明广法	徐凤法	合日互用			经脉	实证	虚证	虚实夹杂
23～1	壬子	—	—	关冲	公孙	照海	胆	阳辅 阳谷	中渚 足临泣	足临泣 丘墟
1～3	癸丑	复溜	复溜	—	申脉	列缺	肝	行间 少府	侠溪 足通谷	大敦 太冲
3～5	甲寅	—	—	公孙	公孙	外关	肺	尺泽 阴谷	曲泉 阴谷	经渠 太渊
5～7	乙卯	曲泉	曲泉	—	申脉	申脉	大肠	二间 足通谷	太渊 太白	商阳 合谷
7～9	丙辰	—	—	—	内关	内关	胃	厉兑 商阳	曲池 足三里	足三里 冲阳
9～11	丁巳	心包经五穴	大陵	—	照海	公孙	脾	商丘 经渠	解溪 阳谷	太白
11～13	戊午	★厉兑	★厉兑	—	足临泣	申脉	心	神门 太白	大都 少府	少府 神门
13～15	己未	—	—	—	列缺	足临泣	小肠	小海 足三里	少冲 大敦	阳谷 腕骨
15～17	庚申	二间	二间	—	外关	照海	膀胱	束骨 足通谷	后溪 足临泣	足通谷 京骨
17～19	辛酉	—	—	—	后溪	列缺	肾	涌泉 大敦	至阴 商阳	阴谷 太溪
19～21	壬戌	束骨 冲阳	束骨 冲阳	—	公孙	后溪	包络	大陵 太白	复溜 经渠	劳宫 大陵
21～23	癸亥	—	—	涌泉	申脉	照海	三焦	天井 足三里	中冲 大敦	支沟 阳池

五六、己未日开穴

表 7-56　己未日开穴表

开穴日期
2021年　1月11日，3月12日，5月11日，7月10日，9月8日，11月7日
2022年　1月6日，3月7日，5月6日，7月5日，9月3日，11月2日
2023年　1月1日，3月2日，5月1日，6月30日，8月29日，10月28日，12月27日
2024年　2月25日，4月25日，6月24日，8月23日，10月22日，12月21日
2025年　2月19日，4月20日，6月19日，8月18日，10月17日，12月16日
2026年　2月14日，4月15日，6月14日，8月13日，10月12日，12月11日
2027年　2月9日，4月10日，6月9日，8月8日，10月7日，12月6日
2028年　2月4日，4月4日，6月3日，8月2日，10月1日，11月30日
2029年　1月29日，3月30日，5月29日，7月28日，9月26日，11月25日
2030年　1月24日，3月25日，5月24日，7月23日，9月21日，11月20日
2031年　1月19日，3月20日，5月19日，7月18日，9月16日，11月15日
2032年　1月14日，3月14日，5月13日，7月12日，9月10日，11月9日

基本信息		纳甲法			飞腾八法	灵龟八法	纳子法			
时间范围	时辰	阎明广法	徐凤法	合日互用			经脉	实证	虚证	虚实夹杂
23～1	甲子	阳辅	阳辅	—	公孙	照海	胆	阳辅 阳谷	中渚 足临泣	足临泣 丘墟
1～3	乙丑	—	—	行间	申脉	公孙	肝	行间 少府	侠溪 足通谷	大敦 太冲
3～5	丙寅	小海	小海	—	内关	足临泣	肺	尺泽 阴谷	曲泉 阴谷	经渠 太渊
5～7	丁卯	—	—	神门	照海	照海	大肠	二间 足通谷	太渊 太白	商阳 合谷
7～9	戊辰	三焦输原	支沟	—	足临泣	公孙	胃	厉兑 商阳	曲池 足三里	足三里 冲阳
9～11	己巳	★隐白	★隐白	商丘	列缺	外关	脾	商丘 经渠	解溪 阳谷	太白
11～13	庚午	—	—	—	外关	申脉	心	神门 太白	大都 少府	少府 神门
13～15	辛未	鱼际	鱼际	尺泽	后溪	照海	小肠	小海 足三里	少冲 大敦	阳谷 腕骨
15～17	壬申	—	—	—	公孙	外关	膀胱	束骨 足通谷	后溪 足临泣	足通谷 京骨
17～19	癸酉	太溪	太溪 太白	中冲	申脉	申脉	肾	涌泉 大敦	至阴 商阳	阴谷 太溪
19～21	甲戌	—	—	窍阴	公孙	足临泣	包络	大陵 太白	复溜 经渠	劳宫 大陵
21～23	乙亥	中封	中封	—	申脉	照海	三焦	天井 足三里	中冲 大敦	支沟 阳池

五七、庚申日开穴

表 7-57　庚申日开穴表

开穴日期	
2021年	1月12日，3月13日，5月12日，7月11日，9月9日，11月8日
2022年	1月7日，3月8日，5月7日，7月6日，9月4日，11月3日
2023年	1月2日，3月3日，5月2日，7月1日，8月30日，10月29日，12月28日
2024年	2月26日，4月26日，6月25日，8月24日，10月23日，12月22日
2025年	2月20日，4月21日，6月20日，8月19日，10月18日，12月17日
2026年	2月15日，4月16日，6月15日，8月14日，10月13日，12月12日
2027年	2月10日，4月11日，6月10日，8月9日，10月8日，12月7日
2028年	2月5日，4月5日，6月4日，8月3日，10月2日，12月1日
2029年	1月30日，3月31日，5月30日，7月29日，9月27日，11月26日
2030年	1月25日，3月26日，5月25日，7月24日，9月22日，11月21日
2031年	1月20日，3月21日，5月20日，7月19日，9月17日，11月16日
2032年	1月15日，3月15日，5月14日，7月13日，9月11日，11月10日

基本信息		纳甲法			飞腾八法	灵龟八法	纳子法			
时间范围	时辰	阎明广法	徐凤法	合日互用			经脉	实证	虚证	虚实夹杂
23～1	丙子	—	—	前谷	内关	后溪	胆	阳辅阳谷	中渚足临泣	足临泣丘墟
1～3	丁丑	少海	少海	—	照海	照海	肝	行间少府	侠溪足通谷	大敦太冲
3～5	戊寅	—	—	丘墟	足临泣	外关	肺	尺泽阴谷	曲泉阴谷	经渠太渊
5～7	己卯	心包五输	间使	—	列缺	公孙	大肠	二间足通谷	太渊太白	商阳合谷
7～9	庚辰	★商阳	★商阳	阳溪	外关	足临泣	胃	厉兑商阳	曲池足三里	足三里冲阳
9～11	辛巳	—	—	—	后溪	照海	脾	商丘经渠	解溪阳谷	太白
11～13	壬午	足通谷	足通谷	委中	公孙	公孙	心	神门太白	大都少府	少府神门
13～15	癸未	—	—	—	申脉	临泣	小肠	小海足三里	少冲大敦	阳谷腕骨
15～17	甲申	足临泣合谷	足临泣合谷	液门	公孙	后溪	膀胱	束骨足通谷	后溪足临泣	足通谷京骨
17～19	乙酉	—	—	大敦	申脉	照海	肾	涌泉大敦	至阴商阳	阴谷太溪
19～21	丙戌	阳谷	阳谷	—	内关	外关	包络	大陵太白	复溜经渠	劳宫大陵
21～23	丁亥	—	—	—	少府	照海	申脉	三焦	天井足三里	中冲大敦	支沟阳池

五八、辛酉日开穴

表 7-58 辛酉日开穴表

	开穴日期
2021年	1月13日，3月14日，5月13日，7月12日，9月10日，11月9日
2022年	1月8日，3月9日，5月8日，7月7日，9月5日，11月4日
2023年	1月3日，3月4日，5月3日，7月2日，8月31日，10月30日，12月29日
2024年	2月27日，4月27日，6月26日，8月25日，10月24日，12月23日
2025年	2月21日，4月22日，6月21日，8月20日，10月19日，12月18日
2026年	2月16日，4月17日，6月16日，8月15日，10月14日，12月13日
2027年	2月11日，4月12日，6月11日，8月10日，10月9日，12月8日
2028年	2月6日，4月6日，6月5日，8月4日，10月3日，12月2日
2029年	1月31日，4月1日，5月31日，7月30日，9月28日，11月27日
2030年	1月26日，3月27日，5月26日，7月25日，9月23日，11月22日
2031年	1月21日，3月22日，5月21日，7月20日，9月18日，11月17日
2032年	1月16日，3月16日，5月15日，7月14日，9月12日，11月11日

基本信息		纳甲法			飞腾八法	灵龟八法	纳子法			
时间范围	时辰	阎明广法	徐凤法	合日互用			经脉	实证	虚证	虚实夹杂
23～1	戊子	足三里	足三里	—	足临泣	公孙	胆	阳辅阳谷	中渚足临泣	足临泣丘墟
1～3	己丑	—	—	太白	列缺	外关	肝	行间少府	侠溪足通谷	大敦太冲
3～5	庚寅	三焦输原	天井	—	外关	申脉	肺	尺泽阴谷	曲泉阴谷	经渠太渊
5～7	辛卯	★少商	★少商	经渠	后溪	照海	大肠	二间足通谷	太渊太白	商阳合谷
7～9	壬辰	—	—	—	公孙	外关	胃	厉兑商阳	曲池足三里	足三里冲阳
9～11	癸巳	然谷	然谷	阴谷	申脉	申脉	脾	商丘经渠	解溪阳谷	太白
11～13	甲午	—	—	—	公孙	足临泣	心	神门太白	大都少府	少府神门
13～15	乙未	太冲	太冲太渊	劳宫	申脉	照海	小肠	小海足三里	少冲大敦	阳谷腕骨
15～17	丙申	—	—	少泽	内关	公孙	膀胱	束骨足通谷	后溪足临泣	足通谷京骨
17～19	丁酉	灵道	灵道	—	照海	足临泣	肾	涌泉大敦	至阴商阳	阴谷太溪
19～21	戊戌	—	—	内庭	足临泣	照海	包络	大陵太白	复溜经渠	劳宫大陵
21～23	己亥	阴陵泉	阴陵泉	—	列缺	照海	三焦	天井足三里	中冲大敦	支沟阳池

五九、壬戌日开穴

表 7-59 壬戌日开穴表

开穴日期	
2021年	1月14日，3月15日，5月14日，7月13日，9月11日，11月10日
2022年	1月9日，3月10日，5月9日，7月8日，9月6日，11月5日
2023年	1月4日，3月5日，5月4日，7月3日，9月1日，10月31日，12月30日
2024年	2月28日，4月28日，6月27日，8月26日，10月25日，12月24日
2025年	2月22日，4月23日，6月22日，8月21日，10月20日，12月19日
2026年	2月17日，4月18日，6月17日，8月16日，10月15日，12月14日
2027年	2月12日，4月13日，6月12日，8月11日，10月10日，12月9日
2028年	2月7日，4月7日，6月6日，8月5日，10月4日，12月3日
2029年	2月1日，4月2日，6月1日，7月31日，9月29日，11月28日
2030年	1月27日，3月28日，5月27日，7月26日，9月24日，11月23日
2031年	1月22日，3月23日，5月22日，7月21日，9月19日，11月18日
2032年	1月17日，3月17日，5月16日，7月15日，9月13日，11月12日

基本信息		纳甲法			飞腾八法	灵龟八法	纳子法			
时间范围	时辰	阎明广法	徐凤法	合日互用			经脉	实证	虚证	虚实夹杂
23～1	庚子	—	—	腕骨	外关	内关	胆	阳辅 阳谷	中渚 足临泣	足临泣 丘墟
1～3	辛丑	心包五输	曲泽	—	后溪	公孙	肝	行间 少府	侠溪 足通谷	大敦 太冲
3～5	壬寅	★至阴	★至阴	昆仑	公孙	足临泣	肺	尺泽 阴谷	曲泉 阴谷	经渠 太渊
5～7	癸卯	—	—	—	申脉	照海	大肠	二间 足通谷	太渊 太白	商阳 合谷
7～9	甲辰	侠溪	侠溪	阳陵泉	公孙	照海	胃	厉兑 商阳	曲池 足三里	足三里 冲阳
9～11	乙巳	—	—	—	申脉	外关	脾	商丘 经渠	解溪 阳谷	太白
11～13	丙午	后溪 京骨	后溪 京骨 阳池	中渚	内关	后溪	心	神门 太白	大都 少府	少府 神门
13～15	丁未	—	—	少冲	照海	照海	小肠	小海 足三里	少冲 大敦	阳谷 腕骨
15～17	戊申	解溪	解溪	—	足临泣	外关	膀胱	束骨 足通谷	后溪 足临泣	足通谷 京骨
17～19	己酉	—	—	大都	大都	列缺	肾	涌泉 大敦	至阴 商阳	阴谷 太溪
19～21	庚戌	曲池	曲池	—	外关	足临泣	包络	大陵 太白	复溜 经渠	劳宫 大陵
21～23	辛亥	—	—	太渊	后溪	照海	三焦	天井 足三里	中冲 大敦	支沟 阳池

六〇、癸亥日开穴

表 7-60　癸亥日开穴表

开穴日期	
2021年	1月15日，3月16日，5月15日，7月14日，9月12日，11月11日
2022年	1月10日，3月11日，5月10日，7月9日，9月7日，11月6日
2023年	1月5日，3月6日，5月5日，7月4日，9月2日，11月1日，12月31日
2024年	2月29日，4月29日，6月28日，8月27日，10月26日，12月25日
2025年	2月23日，4月24日，6月23日，8月22日，10月21日，12月20日
2026年	2月18日，4月19日，6月18日，8月17日，10月16日，12月15日
2027年	2月13日，4月14日，6月13日，8月12日，10月11日，12月10日
2028年	2月8日，4月8日，6月7日，8月6日，10月5日，12月4日
2029年	2月2日，4月3日，6月2日，8月1日，9月30日，11月29日
2030年	1月28日，3月29日，5月28日，7月27日，9月25日，11月24日
2031年	1月23日，3月24日，5月23日，7月22日，9月20日，11月19日
2032年	1月18日，3月18日，5月17日，7月16日，9月14日，11月13日

基本信息		纳甲法			飞腾八法	灵龟八法	纳子法			
时间范围	时辰	阎明广法	徐凤法	合日互用			经脉	实证	虚证	虚实夹杂
23～1	壬子	★关冲	★关冲	—	公孙	照海	胆	阳辅阳谷	中渚足临泣	足临泣丘墟
1～3	癸丑	★中冲	—	复溜	申脉	外关	肝	行间少府	侠溪足通谷	大敦太冲
3～5	甲寅	液门	—	—	公孙	公孙	肺	尺泽阴谷	曲泉阴谷	经渠太渊
5～7	乙卯	劳宫	—	曲泉	申脉	足临泣	大肠	二间足通谷	太渊太白	商阳合谷
7～9	丙辰	中渚	—	—	内关	照海	胃	厉兑商阳	曲池足三里	足三里冲阳
9～11	丁巳	大陵	—	大陵	照海	公孙	脾	商丘经渠	解溪阳谷	太白
11～13	戊午	支沟	—	厉兑	足临泣	足临泣	心	神门太白	大都少府	少府神门
13～15	己未	间使	—	—	列缺	申脉	小肠	小海足三里	少冲大敦	阳谷腕骨
15～17	庚申	天井	—	二间	外关	照海	膀胱	束骨足通谷	后溪足临泣	足通谷京骨
17～19	辛酉	曲泽	—	—	后溪	外关	肾	涌泉大敦	至阴商阳	阴谷太溪
19～21	壬戌	三焦输原	—	束骨	公孙	申脉	包络	大陵太白	复溜经渠	劳宫大陵
21～23	癸亥	★涌泉	★涌泉	—	申脉	照海	三焦	天井足三里	中冲大敦	支沟阳池

参考文献

[1] 不著撰人. 黄帝虾蟆经 [M]. 北京：中医古籍出版社，1984.

[2] 常小荣. 论子午流注针法的基本思想及其局限性 [J]. 湖南中医学院学报，1998（2）：64-65.

[3] 陈久金. 中国古代时制研究及其换算 [J]. 自然科学史研究，1983，2（2）：118-132.

[4] 陈述堂. 子午流注说奥 [M]. 北京：人民卫生出版社，1991.

[5] 方晓丽，薛宏升. 子午流注纳甲法中"闭穴"之我见 [J]. 上海针灸杂志，2009（9）：544-545.

[6] 府强，曹一鸣. 试述子午流注纳支法的形成与发展 [J]. 天津中医学院学报，1986（4）：40.

[7] 高武. 针灸聚英. 中华医典 [CD]. 长沙：湖南电子音像出版社，2002.

[8] 辜孔进，司徒铃. "子午飞灵钟"的制作和使用方法 [J]. 新中医，1984（9）：30.

[9] 郭金杰. 一日六十六穴针法 [J]. 针灸临床杂志，1999，15（1）：4.

[10] 韩新强，韩艳茹，韩宝茹，等. 掐指推算年月日时干支一掌诀 [J]. 河北中医，2002，24（11）：830-833.

[11] 何建基. 子午流注存疑 [A]. 中国中西医结合学会时间生物医学专业委员会. 2011年全国时间生物医学学术会议论文集 [C]. 中国中西医结合学会时间生物医学专业委员会，2011：3.

[12] 何巍. 子午流注辩证低频治疗仪及其查询开穴的方法 [P]. 中国：CN101172186，2008-05-07.

[13] 贺小洁. 金元时期子午流注的学术研究 [D]. 济南：山东中医药大学，2013.

[14] 胡剑北.按时取穴针刺的纳甲、纳子、灵龟三法三质疑 [J].河南中医，1988（2）：33-35.

[15] 纪征瀚，严季澜，王淑斌，等.针灸中的"神"禁忌 [J].中国针灸，2014（7）：721-724.

[16] 姜遇姬，刘昭.子午流注电脑模型的开发与设计 [J].南京铁道医学院学报，1995，14（3）：168.

[17] 阎明广.子午流注针经 [M].李鼎，李磊，校订.上海：上海中医学院出版社，1986.

[18] 口锁堂，郑魁山.郑魁山教授针灸学术思想概述 [J].针灸临床杂志，2009（6）：43-44.

[19] 李磊.关于子午流注研究中的几个问题 [J].上海针灸杂志，1991(4)：37-38.

[20] 李磊.子午流注纳甲法的研究和应用 [M].上海：上海科学技术出版社，2000.

[21] 李磊.子午流注针法的实验研究评述 [J].中华中医药杂志，2014(3)：816-819.

[22] 李戎.针灸"人神禁忌"学说中的"尻神"辨误 [J].中国针灸，2002（8）：68.

[23] 梁伟英，张子燕.谈谈时间针法中当地时间的计算 [J].中国针灸，2008，28（4）：312.

[24] 刘春兰，许金森.近 5 年子午流注针法研究概况 [J].中医药临床杂志，2015，（12）：1661-1664.

[25] 刘力红.思考中医 [M].3 版.桂林：广西师范大学出版社，2006.

[26] 刘长波.《内经》的计时法及其应用简介 [J].广州中医学院学报，1995（2）：49-52.

[27] 徐凤.针灸大全 [M].北京：人民卫生出版社，1958.

[28] 杨继洲.针灸大成 [M].太原：山西科学技术出版社，2008.

参考文献

[29] 张景岳 . 类经图翼 [M]. 北京：人民卫生出版社，1965.

[30] 聂道芳，董晓夫，马红青 . 浅析子午流注的机制及其缺憾 [J]. 针灸临床杂志，2007（9）：2-3，74.

[31] 彭增福 . 论子午流注针法缺乏足够的中医理论依据 [A]. 中国中医药学会博士学术研究会筹委会 .'97 中医药博士论坛：中医药现代研究与未来发展 [C]. 中国中医药学会博士学术研究会筹委会，1997.

[32] 漆浩，陈利苹 . 中医时间医学全书 [M]. 北京：学苑出版社，2008.

[33] 青岛数捷软件公司 . 子午流注专家系统［DB/OL］.http：//www.onlinedown.net/soft/42782.htm.2005-9-27.

[34] 石学敏 . 针灸治疗学 [M]. 上海：上海科学技术出版社，1998.

[35] 宋爱利 . 子午流注针法临床研究进展 [J]. 中华中医药杂志，2014(8)：2551-2555.

[36] 苏绪林，彭楚湘，谢雨君 . 基于真太阳时的子午流注针法日时干支计算新法 [J]. 湖南中医杂志，2011（5）：101.

[37] 苏绪林，彭楚湘等 . 子午流注针法时间标准当议 [J]. 中国针灸杂志，2010，30（7）：574.

[38] 苏绪林 . 阎明广纳甲法与徐凤纳甲法辨析 [J]. 中国针灸，2014（1）：89-91.

[39] 苏绪林 . 根据五运六气施针选穴辨析 [J]. 中国针灸，2015（7）：727-730.

[40] 苏绪林 . 基于 JavaScript 技术的子午流注纳甲法网上取穴系统的研究 [D]. 长沙：湖南中医药大学，2011.

[41] 苏绪林 . 论针灸时间之宜与忌的统一性 [J]. 中华中医药杂志，2015（12）：4254-4256.

[42] 苏绪林 . 论子午流注针法之知常与达变 [J]. 针刺研究，2014（2）：153-155.

[43] 苏亚，张勇 . 子午流注针法发生学简论 [J]. 陕西中医，2011（12）：1693-1695.

[44] 孙吉山，洪薇.北京标准时间与各地真太阳时的换算法 [J].上海针灸杂志，1994，13（1）：25–26.

[45] 孙思邈.千金方 [M].呼和浩特：内蒙古人民出版社，2008.

[46] 田代华.黄帝内经素问 [M].北京：人卫生出版社，2005.

[47] 田合禄.五运六气针灸法 [A].中华中医药学会.中华中医药学会第四届国际五运六气学术研讨会学术论文集 [C].中华中医药学会，2013.

[48] 王继.论子午流注针法的合理内涵与缺憾 [J].河北中医药学报，2004（4）：18–20.

[49] 王敬兰.子午流注"纳甲法"针刺治疗周围性面神经麻痹临床观察及分析 [J].针刺研究，2000（2）：127–129.

[50] 王鹏，潘荣菁，舒勤.子午流注质难 [J].上海针灸杂志，2004（7）：41–42.

[51] 吴晓霞.《内经》时间针灸理论文献的整理研究 [D].广州：广州中医药大学，2012.

[52] 吴棹仙.子午流注说难.中华医典 [CD].长沙：湖南电子音像出版社，2002.

[53] 向谊，黄伯灵.真太阳时的时辰间距并非相等 [J].中国针灸，2002，22（6）：395–396.

[54] 肖昌云.针灸人神禁忌学说研究 [D].北京：北京中医药大学，2007.

[55] 谢锡亮.戚淦.子午流注推算盘.苏州针灸用品厂出品.

[56] 邢玉瑞.运气学说研究进展述评（一）[J].陕西中医学院学报，2012（2）：1–4.

[57] 徐家淳，李岩，赵祥斐，焦召华.浅谈针刺禁忌的历史沿革 [J].针灸临床杂志，2013（5）：82–84.

[58] 徐满成.针灸日时避忌探析 [J].中国中医药信息杂志，2013（5）：98–100，112.

[59] 阎明广. 子午流注针经 [M]. 上海：上海中医学院出版社，1986.

[60] 杨丽莎. 基于五运六气学说的临证方药文献研究 [D]. 北京：北京中医药大学，2011.

[61] 杨晓琳，李平. 子午流注针法质疑 [J]. 内蒙古中医药，2014（21）：35.

[62] 杨玥，周桂桐. 子午流注针法各取穴方法对比分析理论研究 [J]. 江苏中医药，2011（2）：61–62.

[63] 殷克敬，王瑞. 中国时间医学的代表——子午流注针法探源 [J]. 陕西中医学院学报，2003，26（1）：1–3.

[64] 于致顺. 时间针法与时区时间 [J]. 中医药学院，1983（4）：16–18.

[65] 张登本，张景明，陈震霖. 运气理论六十年研究述评 [J]. 山西中医学院学报，2011（2）：2–10.

[66] 张福顺. 子午流注142530针法掌诀探讨 [J]. 针灸临床杂志，2000(2)：49–51.

[67] 张国瑞，朴联友. 万年干支和针灸五种按时取穴推算盘 [J]. 中华中医药杂志,2007，22（1）：6.

[68] 张树剑. "子午流注"针法理论思想探析——兼论金元针灸理论之固化 [J]. 针刺研究，2015（2）：161–165.

[69] 张勇，张英，邢玉瑞. 子午流注针法近十年研究述评 [J]. 陕西中医学院学报，2005（6）：62–63.

[70] 赵永烈，刘强. 用数学公式计算年月日时的干支 [J]. 甘肃中医学院学报，2002，19（4）：9–11.

[71] 郑魁山. 子午流注与灵龟八法 [M]. 兰州：甘肃人民出版社，1983.

[72] 郑占武，邵可众，候建平. 试论子午流注法的不合理性及其实质 [J]. 陕西中医学院学报，1994（4）：5–6.

[73] 中医研究生院研究生班.《黄帝内经·灵枢》注评 [M]. 北京：中国中医药出版社，2011.

[74] 周铭心.万年子午流注取穴卡 [J].新疆中医药.1985，3：64.

[75] 朱橚.普济方 [M].北京：人民卫生出版社，1982.

[76] 朱玉.《黄帝虾蟆经》的针刺禁忌研究 [J].中医临床研究,2014(11)：58，60.

[77] 卓廉士.从卫气运行看子午流注之纰缪 [J].中国针灸，2008（12）：884.

参
考
文
献